Hrishita Majumder
Anupam Sharma

Papel da dentisteria conservadora e da endodontia na odontologia forense

Hrishita Majumder
Anupam Sharma

Papel da dentisteria conservadora e da endodontia na odontologia forense

ScienciaScripts

Imprint

Any brand names and product names mentioned in this book are subject to trademark, brand or patent protection and are trademarks or registered trademarks of their respective holders. The use of brand names, product names, common names, trade names, product descriptions etc. even without a particular marking in this work is in no way to be construed to mean that such names may be regarded as unrestricted in respect of trademark and brand protection legislation and could thus be used by anyone.

Cover image: www.ingimage.com

This book is a translation from the original published under ISBN 978-620-7-46315-2.

Publisher:
Sciencia Scripts
is a trademark of
Dodo Books Indian Ocean Ltd. and OmniScriptum S.R.L publishing group

120 High Road, East Finchley, London, N2 9ED, United Kingdom
Str. Armeneasca 28/1, office 1, Chisinau MD-2012, Republic of Moldova, Europe
Printed at: see last page
ISBN: 978-620-7-72469-7

Conteúdo

RECONHECIMENTO

Os meus profundos agradecimentos pela ajuda e apoio são extensivos às seguintes pessoas que, de uma forma ou de outra, contribuíram para tornar esta dissertação possível.

Gostaria de expressar a minha gratidão ao meu Professor e Guia,

Dr. Anupam Sharma pela sua inestimável orientação e apoio. O seu encorajamento e os seus imensos conhecimentos foram uma motivação fundamental para mim. Tentou guiar-me para melhorar a qualidade deste trabalho e apresentá-lo da melhor forma possível.

Reconheço com gratidão e agradeço à Dra. **Jyoti Mandlik,** à Dra. **Ashwini Gaikwad,** à Dra. **Varsha Pandit,** ao Dr. **Aniket Jadhav,** à Dra. **Sarita Singh,** à Dra. **Manjiri Khare,** ao Dr. **Abhijit Jadhav,** ao Dr. **Mrunal Shinde,** ao Dr. **Rajlaxmi Patil,** à Dra. **Aishwarya Handa,** à Dra. **Shivani Chavan,** à Dra. **Nirmitee** e à Dra. **Ruchira** pelo seu apoio constante, conselhos valiosos e ajuda atempada.

Agradeço ao nosso Diretor, **Prof. Dr. Rajesh Kshirsagar,** por me ter dado toda a ajuda e incentivo necessários.

Agradeço a todo o pessoal de enfermagem do departamento, **Sra. Komal Gaikwad** e ao **pessoal não docente, Sr. Amit Kumbhar, Sr. Patil** e **Sr. Gharge** pela sua ajuda contínua.

Gostaria também de aproveitar esta oportunidade para agradecer à minha mãe, **Sra. Kasturi Majumder,** e ao meu pai, Sr. **Somnath Majumder,** por me terem dado a vontade e a capacidade de atingir os meus objectivos e por me terem proporcionado todos os meios necessários.

Agradeço especialmente aos meus seniores, **Dr. Sailee, Dr. Dam ini, Dr. Abhishek, Dr. Rushikesh, Dr. Rucha e Dr. Sushmita Deshpande** e também aos meus juniores, **Dr.**

Sushmita, Dr. Anuya, Dr. Ashwini, Dr. Vidhi, Dr. Apeksha, Dr. Neel por terem estendido as suas mãos para ajudar.

Acima de tudo, estou grato pelo apoio dos meus amigos e colegas de pós-graduação, **Dr. Manali, Dr. Vijay, Dr. Aakansha, Dr. Prishita e Dr. Shiksha.** Sem o seu constante encorajamento e enorme sentido de compreensão, esta dissertação não teria sido possível.

Dr. Hrishita Majumder
abril de 2022

INTRODUÇÃO

Um homem deixará de falar após a morte, mas o seu cadáver tem muitas coisas a dizer sobre a natureza da morte. Lidar com cadáveres é provavelmente o principal trabalho dos cientistas forenses, mas não se limita certamente a isso.

Razões comuns para a identificação de restos mortais humanos encontrados[1]

Penal	Normalmente, a investigação de uma morte criminosa não pode começar até que a vítima tenha sido identificada positivamente[1]
Casamento	Os indivíduos de muitas origens religiosas não podem voltar a casar a não ser que os seus parceiros sejam confirmados como falecidos[1]
Monetário	O pagamento de pensões, seguros de vida e outras prestações depende da confirmação positiva da morte[1]
Enterro	Muitas religiões exigem que seja feita uma identificação positiva antes do enterro em locais geográficos[1]
Social	O dever da sociedade de preservar os direitos humanos e a dignidade para além da vida começa com a premissa básica de uma identidade[1]
Encerramento	A identificação de pessoas desaparecidas durante longos períodos de tempo pode trazer um alívio doloroso para os familiares[1]

Os cientistas forenses têm a difícil tarefa de analisar e relacionar as provas recolhidas nos locais de crime. O termo "forense" deriva da palavra latina, que significa fórum ou um local onde se discutem questões jurídicas.[2] As impressões digitais, o sangue, o ADN, os dados informáticos, as drogas, os ferimentos e as armas funcionam como indícios que ajudam os profissionais a localizar os criminosos e que são apresentados em tribunal como prova para obter justiça. Assim, a forma mais simples de definir a ciência forense é que se trata da aplicação da ciência ao direito ou a questões jurídicas.[3]

Devido ao facto de a fraude e a investigação criminal serem géneros muito populares na televisão e no grande ecrã, as pessoas têm a impressão de que essas investigações podem ser concluídas em poucas horas, quando, na realidade, as investigações criminais podem demorar anos e exigem uma abordagem interdisciplinar.[4]

As áreas especiais das ciências forenses incluem

o **Patologia forense** - Esta área é especializada nos diferentes traumas que ocorrem em vida e no tratamento de mortes não naturais. O patologista é um doutor em medicina com 4 anos de formação em patologia após a faculdade de medicina e mais 1 ano de experiência no tratamento de autópsias médico-legais envolvendo mortes não naturais, suspeitas, violentas ou inesperadas.[5]

o **Toxicologia forense** - O toxicologista ocupa-se da deteção de substâncias tóxicas e de estupefacientes no organismo através da análise de tecidos e fluidos biológicos da vítima que foi envenenada acidental ou propositadamente. O toxicologista é diferente de um químico forense porque lida principalmente com materiais biológicos e pode detetar venenos no sangue, na urina, no líquido cefalorraquidiano, no conteúdo gástrico, na bílis e nos tecidos.[5]

o **Antropologia forense** - Os antropólogos lidam com ossos e restos de esqueletos. Os seus conhecimentos são úteis para determinar o sexo, a raça, a idade e a hora da morte. Um antropólogo forense é muito útil durante catástrofes em massa ou enterros colectivos em que é encontrada uma grande quantidade de restos de esqueletos.[6] Uma das aplicações mais recentes é a reconstrução da face de uma cabeça esqueletizada.[5]

o **Engenharia forense** - Os pareceres de profissionais com conhecimentos de princípios de engenharia são essenciais na investigação de locais de acidentes de viação, aviões, comboios e máquinas pesadas, bem como em acidentes industriais, para compreender o mecanismo dos acidentes.[5]

o **Biologia forense** - O exame de plantas, insectos, solo, árvores, terra, sementes e pólen, bem como a análise do sangue, são efectuados por biólogos forenses.[5]

o **Geologia forense** - Este domínio fornece informações sobre rochas e material geológico que podem constituir um importante ponto de partida para a investigação forense quando são encontradas provas desta natureza nos locais de investigação. Os princípios geológicos podem ser utilizados para determinar o local onde o carro circulou ou onde uma vítima de homicídio com terra ou pedras na roupa pode ter sido assassinada ou levada.[5]

o **Psiquiatria forense** - Os psicogramas, que analisam o comportamento, a personalidade e os problemas psiquiátricos, podem oferecer um perfil do agressor aos agentes da autoridade. Os suicídios requerem uma autópsia psicológica, uma técnica desenvolvida pelo gabinete do médico legista de Los Angeles, sob a direção do *Dr. Thomas ho^nchi* e de outros cientistas forenses. A autópsia psicológica consiste numa análise, efectuada por psicólogos, psiquiatras e patologistas, dos acontecimentos e comportamentos que levaram à morte de uma pessoa. Esta investigação aprofundada pode revelar comportamentos predisponentes, traços suicidas ou problemas financeiros ou de alcoolismo importantes para estabelecer as causas que contribuíram para a forma da morte. Além disso, o arguido deve ser devidamente investigado do ponto de vista psiquiátrico para verificar se a causa do seu comportamento é um problema médico.[5]

o **Documentos questionados** - O trabalho de um examinador de documentos questionados inclui o exame de caligrafia, tinta, papel, impressões de máquinas de escrever ou impressoras, fraudes informáticas ou qualquer outra forma de escrita ou impressão que possa ter sido utilizada num caso. Esta especialização inclui a deteção de contrafação e de vários tipos de fraude envolvendo papel do Estado, cheques, formulários, dinheiro e cartões de crédito ou a possível falsificação de registos.[5]

o **Criminalística** - A criminalística requer vários indivíduos para diferentes tipos de perícia, como exame de armas de fogo e explosivos, exame de marcas de ferramentas, exame de documentos, exame biológico, análise física, análise química, análise do solo e identificação.[5]

o **Jurisprudência** - A perícia do cientista forense pode ser inútil se não for corretamente apresentada em tribunal. A Academia Americana de Ciências Forenses (AAFS) desenvolveu uma área relacionada com a jurisprudência, de modo a que o advogado possa saber o que pode ser obtido a partir da visão e do testemunho de um perito, para que possa haver uma preparação e utilização mais definitivas da testemunha especializada.[5]

o **Odontologia forense** - O dentista fornece informações através do exame dos dentes e das próteses dentárias. As vítimas de um desastre ou de um homicídio podem ser identificadas através da comparação das suas fichas dentárias e radiografias com as provas dentárias das vítimas. As marcas de mordidas em maçãs, queijo, pastilhas elásticas e outros meios, bem como no corpo da vítima, podem ser estudadas por estes cientistas. Esta forma de perícia pode também ser utilizada em casos vivos.[5]

A odontologia forense tem sido interpretada e definida de várias formas, como *Keiser-Neilson*, em 1970, que definiu a odontologia forense como o ramo da medicina forense que, no interesse da justiça, se ocupa do tratamento e exame correctos das provas dentárias e da avaliação e apresentação adequadas dos resultados dentários.[7] *Hinchliffe definiu* a odontologia forense como envolvendo a recolha, a gestão, a interpretação, a avaliação e a apresentação correctas de provas dentárias para processos judiciais civis ou criminais: uma combinação de vários aspectos das profissões dentária, científica e jurídica.[8] A Federation Dentaire Internationale (FDI) define a odontologia forense como o ramo da medicina dentária que, no interesse da justiça, se ocupa do tratamento e exame correctos das provas dentárias e da avaliação e apresentação adequadas dos resultados dentários.[9]

Basicamente, a odontologia forense ou odontologia forense é a aplicação de conhecimentos dentários às leis civis e criminais que são aplicadas pelas agências policiais no sistema de justiça criminal.[10]

A odontologia forense tornou-se parte integrante de grandes organizações internacionais de ensino forense, como a Academia Americana de Ciências Forenses (AAFS) e a Associação Internacional de Identificação (IAI).[11] Nos casos em que a identificação do corpo por visualização direta não é possível ou aconselhada, os três métodos científicos de identificação aceites pela INTERPOL são as impressões **digitais, o ADN e a comparação dentária?**[2]

O teste de ADN é o método de identificação mais preciso e bem sucedido, mas é moroso, dispendioso e pode tornar-se inútil se for contaminado ou degradado pelo calor.[13] O inconveniente da recolha de impressões digitais é que o indivíduo pode não constar do registo para confirmar uma correspondência.[14] Os restos dentários podem ser utilizados para a identificação, uma vez que são económicos, fiáveis e rápidos.[15] Em 1951, *Keitha*   , professor de medicina legal, afirmou que "os dados dentários fornecem pormenores de um

Uma razão para considerar os dentes como tendo uma importância muito grande na identificação de um indivíduo".[16]

.1rш classificou a odontologia forense de acordo com os principais campos de atividade, que são o **civil, o criminal e a investigação.**[17]

O domínio civil diz respeito a[18]

1)   Catástrofes em massa, como acidentes aéreos e ferroviários, terramotos e tsunamis, em que os corpos podem ser mutilados de forma irreconhecível.

2)   Processos judiciais e fraudes. Um paciente que processa um dentista por negligência requer a perícia de um médico dentista forense, uma vez que esta situação implica uma indemnização por danos materiais ou morais.[19] No caso inverso, em que um clínico processa um paciente por difamação ou não pagamento do trabalho profissional, é essencial ter um dentista forense no painel.[20]

3)   Avaliação da idade em casos de ausência de certidões de nascimento ou de amnésia de sobreviventes de acidentes[18]

O aspeto criminal da odontologia forense consiste na identificação de pessoas apenas a partir dos seus restos dentários em casos de homicídio, violação ou suicídio, através da análise de marcas de mordida, rugoscopia palatina, cheiloscopia e outras características dentárias únicas.[18]

Há três áreas importantes de atividade envolvidas nos aspectos criminais da odontologia forense moderna.[21]

1)   Avaliação e exame de lesões dos maxilares, dos tecidos orais e dos dentes resultantes de várias causas.[21]

2)   Exame de marcas para possível identificação ou posterior eliminação de um suspeito como predador.[21]

3)   Exame de fragmentos ou restos dentários completos (incluindo todos os tipos de restaurações dentárias) para uma possível identificação destes últimos.[21]

Assim, em termos mais simples, existem dois objectivos na medicina dentária forense criminal. O mais simples é a identificação do morto e o mais complexo é a identificação de um agressor que tenha usado os seus dentes como arma.[22]

A vertente de investigação da odontologia forense é dedicada à formação de profissionais médicos e dentários neste domínio.[18]

A odontologia forense é um ramo que desempenha um papel fundamental na identificação forense. A identificação é sinónimo de "determinação ou estabelecimento da individualidade de uma pessoa - viva ou morta"[23,24]

PARTE 1

HISTÓRIA DA ODONTOLOGIA FORENSE

Embora a identificação dentária seja atualmente reconhecida como um dos métodos de identificação mais fiáveis e frequentemente utilizados[25] e o ramo da odontologia forense tenha ganho imensa importância nos últimos anos, foram encontradas no passado provas da utilização de restos dentários como identificadores. As formas primitivas de identificação dentária podem ter sido utilizadas em tempos pré-históricos.[18]

Quando se trata de descrever a evolução da odontologia forense, é tentador mencionar o contexto bíblico em que Eva convenceu Adão a colocar o seu "bitemark" na Maçã Proibida no Jardim do Éden. No entanto, a ausência de um dentista, de suspeitos ou de comparação de registos nessa altura não permite que este excerto do Antigo Testamento seja considerado como uma prova sólida do início da odontologia forense.[9 26]

A cronologia atual da evolução da odontologia forense e os marcos alcançados neste domínio são os seguintes

o **49 d.C.** - Agripina tinha ordenado a um soldado que trouxesse a cabeça da sua arquirrival, *Lollia Paulina*, e tinha confirmado a sua morte com base nas características dentárias distintivas, como o dente preto da frente. Assim, *Agripina* passou a ser conhecida como a imperatriz romana que utilizou a ciência forense para identificar a cabeça da sua rival.[27]

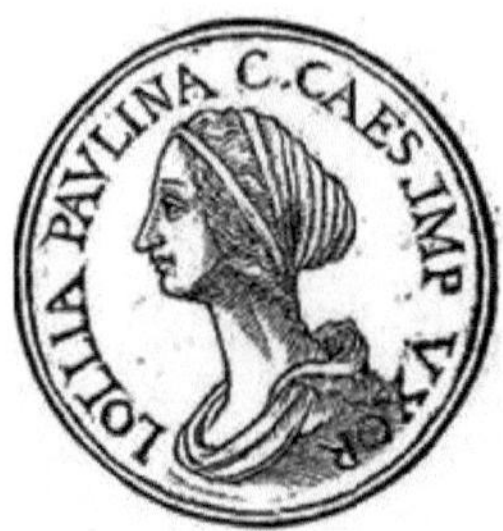
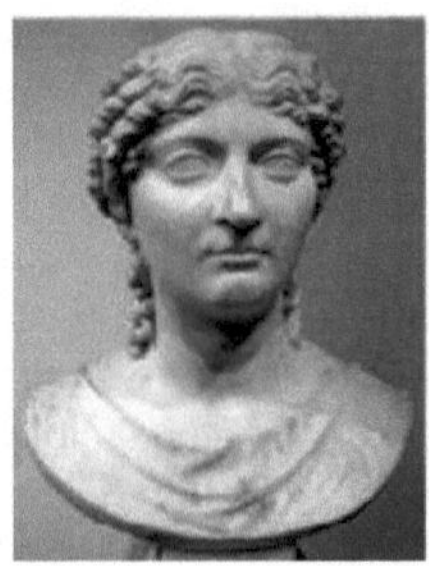

Fig 2.1- Lollia Paulina Fig 2.2- Agripina

O **1193-** O *marajá de Kanuaj, Jai Chandra Rathor*, foi identificado através dos seus dentes da frente fabricados após a sua morte numa batalha. Este foi provavelmente o primeiro caso de identificação através da dentição na Índia[2829]

O **1453-** O primeiro caso documentado de identificação dentária foi o de Ao/7 *de Shrewsbury*, que caiu na batalha de Castillon.[30]

O **1758-** *Peter Halket* foi morto em 1758 durante as guerras entre franceses e índios, numa batalha perto de Fort Duquesne. O filho de Halket identificou o esqueleto do seu pai através de um dente artificial.[31]

o **1775-** Na batalha de Breed's Hill, em Boston, E>r *Joarpn Waren* foi baleado no rosto e, por isso, o corpo não era identificável. *Paul* Severe (ourives, dentista amador e revolucionário) conseguiu identificar o corpo de E>r Joseph *Waren* através de uma pequena dentadura que lhe tinha fabricado e *o Dr* iro/'/w/ foi enterrado a 8 de abril de[th] 1776, com todas as honras militares.[3233]

o **1831-** Zewc/rs descobriu a amilase na saliva.[30]

o **1849- A** primeira condenação baseada em provas dentárias de uma coroa metálica proveniente de restos carbonizados da vítima.[30]

o **1870-** .Iz/.s/J *Robinson* foi acusado do assassínio da sua amante, *Mary Lunsford*. As provas contra *Robincon* incluíam uma tentativa de fazer corresponder os seus dentes às marcas de dentadas no braço da vítima.[34]

o **1881-** O incêndio do Teatro Ring, em Viena, Áustria, foi destruído durante um espetáculo com 449 vítimas; 284 dos mortos foram identificados quando um médico utilizou dados dentários na sua investigação.[35]

o **1897-** O incêndio do Bazar da Caridade em Paris, em maio de 1897, causou 126 mortos. As características dentárias foram utilizadas na identificação post-mortem. Os familiares identificaram muitos corpos, no entanto, ficaram 30 corpos por identificar. Muitas das vítimas eram condessas, duquesas e outras senhoras da "alta sociedade" da época, que podiam pagar cuidados e tratamentos dentários de qualidade disponíveis na altura. Os dentistas responsáveis pelo tratamento foram chamados e "todos os 30 corpos acabaram por ser identificados graças a um meticuloso registo dentário de obturações de amálgama, reparações de ouro, coroas e provas de espaços de extração observados nas mandíbulas e maxilares das vítimas".[36] Um dos dentistas que desempenhou *um* papel importante na identificação das vítimas foi *um* professor cubano chamado *Osoar AmoeWh*, que leccionava na Faculdade de Medicina Dentária da Universidade de Paris nessa altura.[37] Os dois acidentes ocorridos em 1881, em Viena, e em 1897, em Paris, são os acontecimentos mais notáveis que consolidaram o exame dentário como meio de identificação e lançaram as bases para o desenvolvimento da odontologia forense tal como a conhecemos atualmente.[38]

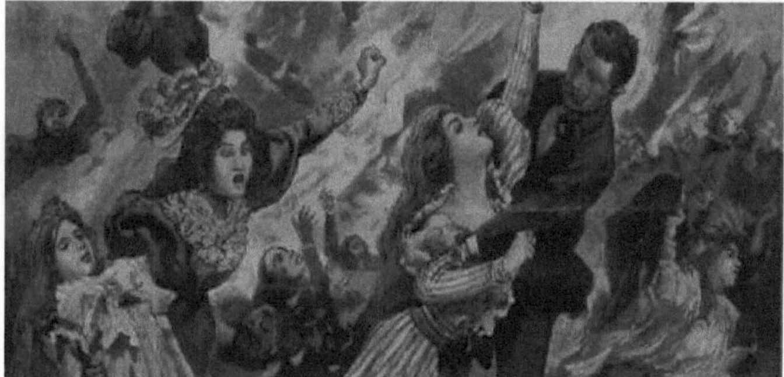

Fig 2.3- Incêndio no Bazar da Caridade em Paris

o **1898-** *OAcmo Amoedo* escreveu um livro intitulado *"L'Art dentaire en medicine legale"* que descrevia as técnicas utilizadas no processo de identificação dentária post-mortem e propunha uma metodologia que poderia ser utilizada em procedimentos semelhantes no futuro - este livro inspirou a odontologia forense moderna e ***Oscar Amoeda*** é atualmente conhecido como o **Pai da Odontologia Forense.**[38,39]

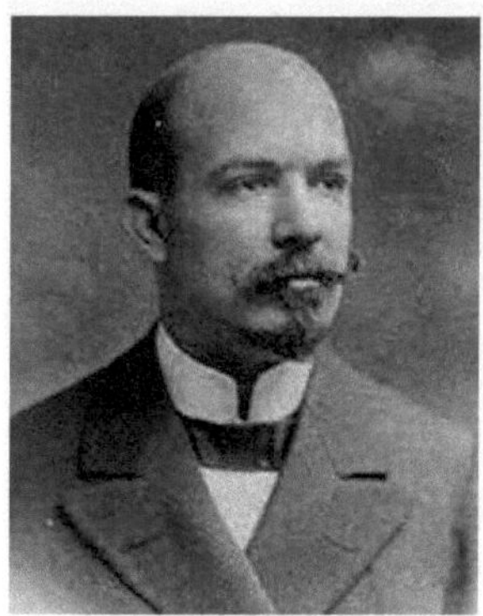
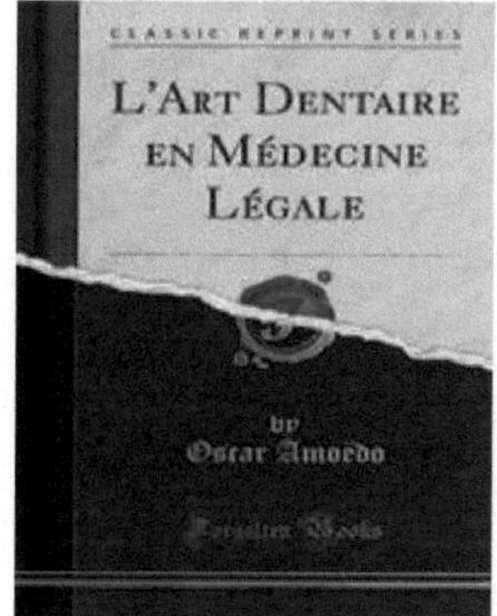

o **1921-** *Mucaier* sugeriu que a deteção da amilase pode ser um teste presuntivo para as manchas salivares.[30]

o **1929-** *Ki* efectuou a primeira investigação exaustiva sobre a identificação de isoanticorpos na saliva.[30]

O **1932-** ZocwJ recomendou a utilização de impressões labiais na identificação.[30]

o **1937-** Marcas de dentadas utilizadas pela primeira vez em tribunal como prova para ganhar um processo.[30]

o **1945-** As tropas russas descobriram os corpos gravemente queimados de *Adolf Hitler* e *Eva Bsaun.* *O Dr. KSUBO Johannch Blaschke* era o dentista *de Hitler* e foi a partir dos seus registos que foram recuperadas as provas das radiografias do seio frontal, bem como as coroas e pontes feitas por /■/-//-EcA/тшш, tendo sido identificados e confirmados os corpos de *Hitler* e da sua mulher.[36]

o **1946-** *Wein e Glasgow* criaram um programa informático para classificar 500 registos dentários.[30]

o **1948-** O primeiro caso na Grã-Bretanha em que um assassino foi identificado pelas marcas dos seus dentes, no "homicídio do baile da véspera de Ano Novo". *O Dr. Keith Simpson* comparou as marcas de dentes no peito direito *de Phyllis Lucy Gorringe* com a dentição do seu marido, *Robert Gorringe.*[36]

O **1985-** *Jeffreys* "descobriu" as impressões digitais de ADN.[30]

o **1990-** O incêndio a bordo do "Scandinavian Star" foi um dos piores desastres de ferry do mundo. Foi possível determinar a identidade dentária em 107 casos.[40]

o **1988-** O falecido Presidente do Paquistão, *General Zia-ul-Haq,* morreu num acidente de avião devido a uma explosão e foi identificado pela sua dentição.[41]

o **1991-** O falecido primeiro-ministro indiano .V//'. *dajiv Gandhi* foi assassinado num ataque terrorista em 1991 e também foi identificado pela sua dentição [41]

o **2004-** Os odontologistas forenses identificaram com êxito as vítimas do tsunami no Sudeste Asiático em dezembro de 2004.[42]

o **2016-** No terrível caso de violação de 2012 na Índia, os arguidos foram considerados culpados com a ajuda de marcas de dentadas encontradas no corpo da vítima, que foram comparadas com os modelos dentários dos suspeitos.[43]

Assim, a importância da odontologia forense está bem estabelecida e, com o alargamento do horizonte da tecnologia, tornou-se uma ciência indispensável quando se trata de identificar o desconhecido.

PARTE 2

3. AJUDAS FORENSES 3A. O QUE FAZ DOS DENTES UMA FONTE DE INFORMAÇÃO VALIOSA

O QUE FAZ DOS DENTES UMA FONTE DE INFORMAÇÃO VALIOSA

Muitos problemas forenses de identificação exigem *um* grande nível de individualidade. Este facto é observado na dentição, o que a torna valiosa em termos forenses. O conhecimento da genética e da ontogenia dos dentes revelou-se útil na avaliação das unidades morfológicas dentárias em muitos casos, quando faltam registos de procedimentos dentários e de tratamentos anteriores. A individualidade é um reflexo das alterações e diferenças na forma básica ou genótipo que ocorrem na dentição como expressões graduais ou sequências dentro de um ou mais dos quatro grupos morfológicos de dentes -[44]

o Incisivo

o Canino o Pré-molar o Molar

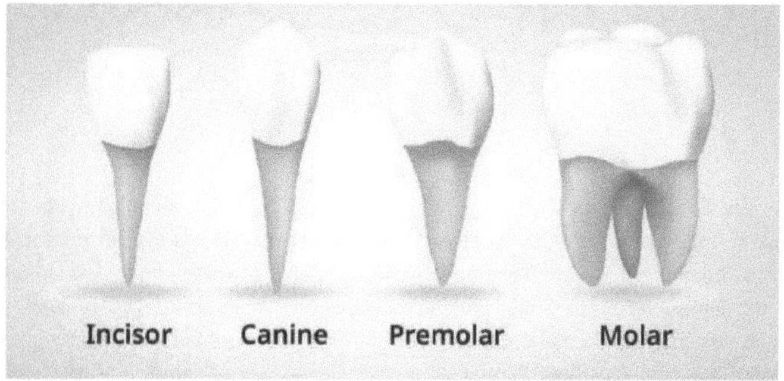

Fig 3A.1- Classificação morfológica dos dentes

Os traços dentários são as características de tamanho, amplitude e dimensão das cristas dentárias, protuberâncias, cúspides, sulcos, fossas, junções e relações que ocorrem em diferentes partes das coroas ou raízes dos dentes. São o resultado de agentes de desenvolvimento, ambientais e genéticos no processo de crescimento. Podem ser encontradas em diferentes locais específicos dos dentes ou numa série.

Uma caraterística importante e interessante da dentição é a ordenação das localizações dos traços, a recapitulação filogenética registada no processo de desenvolvimento, referida como o Conceito de Campo, *duller* de Londres chamou a atenção para o "conceito de campo" de desenvolvimento do embriologista experimental que ajudou a explicar as suas observações sobre a variação e a estrutura das coroas dos dentes dos mamíferos cenozóicos em que estava a trabalhar.[44]

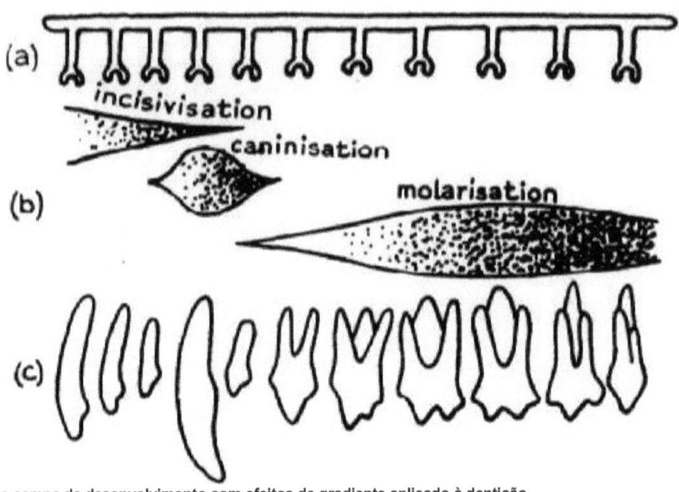

Conceito de campo de desenvolvimento com efeitos de gradiente aplicado à dentição

Fig 3A.2- Teoria de campo

Bcrteson, em seu livro "Materials for Study of Variation", também já havia apontado anteriormente que o início e o fim de uma série de estruturas repetidas eram os locais de maior variabilidade. Isto também é verdade para a dentição do homem, particularmente os membros distais ou posteriores de cada grupo de dentes, ou seja, o incisivo lateral superior, os segundos pré-molares, os terceiros molares, menos para o segundo molar e o incisivo central inferior como uma exceção questionável. O corolário disto é que os outros dentes, o incisivo central superior, o canino, o primeiro pré-molar e o primeiro molar são os chamados dentes "estáveis" ou "chave" e retêm estruturas e traços mesmo quando estão ausentes nos outros dentes mais "variáveis". Assim, nos dentes molares, tanto superiores como inferiores, o primeiro molar permanente retrata a forma ancestral e é mais conservador na manutenção dessa forma e estrutura do que os segundos e terceiros molares. Esta mesma preeminência de estabilidade também se aplica a cúspides e sulcos que não os estabelecidos filogeneticamente.[44]

Os dentes diferem em forma e tamanho, mas têm uma estrutura histológica semelhante. A dentina, o tecido mineral conjuntivo, forma o eixo estrutural principal do dente. A dentina na coroa do dente é coberta pelo esmalte, o tecido mais forte do corpo humano que é de origem ectodérmica, enquanto a dentina radicular é coberta pelo cemento, outro tipo de tecido conjuntivo calcificado. O cemento celular é caracterizado pela presença de numerosas lacunas ocupadas por cementócitos, que estão menos expostos a danos externos, especialmente químicos ou bacterianos.

A polpa dentária, formada por tecidos conjuntivos frouxos, preenche a câmara pulpar - a cavidade no núcleo de um dente rodeada por dentina. Os tecidos da polpa e da dentina formam uma unidade estrutural, embriológica e funcional. A dentina contém uma rede de túbulos - entre 20.000 e 45.000 por mm^2 - que contêm processos odontoblásticos ricos em mitocôndrias.[45]

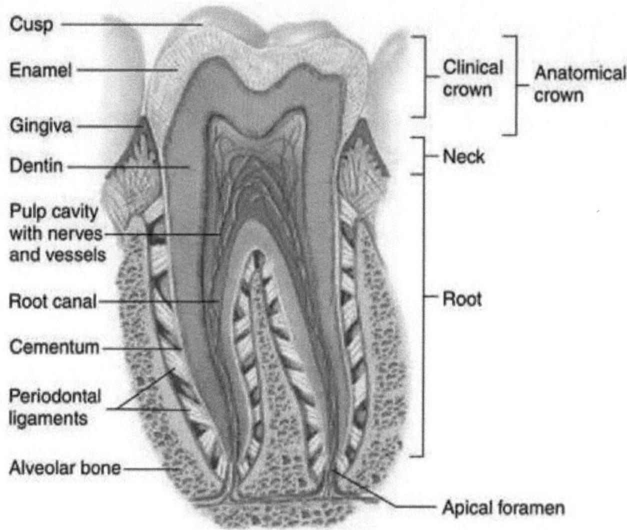

Fig 3A.3- Estrutura do dente

Os dentes são o tecido mais duro do corpo humano devido ao esmalte dentário, o que os torna resistentes a condições adversas que degradam o ADN, como a humidade, a temperatura elevada e a ação de fungos e bactérias.[46] Os dentes podem sobreviver durante muito tempo, mesmo depois de os tecidos moles e esqueléticos terem sido destruídos, e permanecem preservados intactos durante longos períodos após a morte do indivíduo[47,48] [49] A identificação dentária pode ser efectuada mesmo quando os restos mortais de uma pessoa falecida estão esqueletizados, decompostos, queimados ou desmembrados e é inválida por métodos visuais ou de impressões digitais.[48]

A identificação de restos mortais através de provas dentárias é possível porque os tecidos duros são preservados após a morte e podem mesmo suportar uma temperatura de 1600°C quando aquecidos, sem perda apreciável da microestrutura. O estado dos dentes de uma pessoa muda ao longo da vida e a combinação de cárie, falta e obturação pode ser obtida, sendo na sua maioria única e ajudando a aumentar a individualização.[50] Quando o corpo se encontra num estado avançado de decomposição, queimado ou apenas com ossos, as técnicas antropológicas e de odontologia forense são ferramentas poderosas, apresentando resultados fiáveis.[51] Assim, os restos dentários são talvez as provas biológicas mais estáveis encontradas em casos de crime e, por conseguinte, produzem informações úteis.[52]

Os tecidos dentários são frequentemente utilizados para determinar a idade, o sexo e a etnia da pessoa, que pode ser uma vítima ou um suspeito.[53] Os dentes são fontes inestimáveis de identificação pessoal em catástrofes em massa.[54] A presença de substâncias do grupo sanguíneo, isozimas, enzimas, proteínas séricas e polimorfismos de ADN e outros marcadores genéticos nos tecidos dentários moles e duros ajudam na identificação de corpos altamente decompostos.[55,56]

Por conseguinte, as informações morfológicas, histológicas e genéticas obtidas dos dentes que podem ser utilizadas como prova em odontologia forense são[55]

o Comparação dos registos ante-mortem e post-mortem
o Fonte de identificação do antigénio do grupo sanguíneo
o Análise do ADN
o Determinação do sexo
o Estimativa da idade
o Análise de marcas de dentadas em casos de agressão
o Comparação radiográfica
o Determinação da raça

11

3A.a DADOS ANTE-MORTEM E PÓS-MORTEM

DADOS ANTE MORTEM E POST MORTEM

Identificação significa "determinação ou estabelecimento da individualidade de uma pessoa - viva ou morta"[57]

Como já foi referido, a dentição quase nunca é a mesma em dois indivíduos, uma vez que existem variações na morfologia e disposição em todas as bocas. Os dentes podem ser resistentes aos insultos ambientais após a morte, mas durante a vida funcional são susceptíveis a alterações fisiológicas e patológicas.[23] Estas alterações podem ter levado à necessidade de restaurar a forma do dente ou, em casos desesperados, à sua extração. O número de combinações que 16 dentes perdidos podem produzir é de aproximadamente 60 crores (600 milhões). Dezasseis dentes obturados produzem uma combinação semelhante. Quatro dentes ausentes e quatro dentes obturados, combinados, podem produzir mais de 70 crores de combinações (700 milhões). Todos os dentes têm cinco superfícies. Se, em vez de considerar o dente inteiro, as superfícies fossem consideradas individualmente, as variações produzidas seriam astronómicas. Existem 1,8 X 1019 combinações possíveis de 32 dentes intactos, cariados, ausentes ou restaurados. Por este motivo, *Acharya e Taylor descreveram* a identidade dentária como "o conjunto de todas as características dos dentes e das estruturas associadas que, embora não sendo individualmente únicas, quando consideradas em conjunto, constituem uma totalidade única".[58]

O dogma central da identificação dentária é que os restos dentários post-mortem podem ser comparados com registos dentários antemortem, incluindo notas escritas, moldes de estudo, radiografias, etc., para confirmar a identidade.[30] Os indivíduos que foram submetidos a numerosos e complexos tratamentos dentários são mais fáceis de identificar do que os indivíduos com pouco ou nenhum tratamento de restauração.[1] Isto pode ser comparado com o estado dentário do cadáver. No entanto, esta técnica é dificultada pelo traumatismo dos maxilares e por informações dentárias ante-mortem inadequadas.[59]

A identificação de restos mortais humanos é geralmente feita de acordo com os registos dentários antemortem existentes. Os registos antemortem são comparados com o estado dentário do cadáver, fornecendo fortes indícios da identidade do cadáver. No caso de não existir uma anamnese dentária, é efectuado um perfil dentário post-mortem completo. Isto, por sua vez, ajuda os especialistas a classificar o material antemortem existente e a selecionar a informação que mais se adequa ao perfil do cadáver.[60]

Durante este procedimento, as características que são comparadas são[61]

o Dentes presentes

o Falta de dentes

o Tipo de dente

o Posição do dente

o Morfologia da coroa/raiz

o Patologia da coroa/raiz

o Morfologia da câmara pulpar/canal radicular

o Patologia da câmara pulpar/do canal radicular

o Patologia periapical

o Restaurações dentárias

o Morfologia e patologia gengival

o Morfologia do ligamento periodontal

o Processo alveolar e lâmina dura

o Seio maxilar

o Espinha nasal anterior

o Canal mandibular

o Processos condilares e coronóides

o Articulação temporomandibular

o Outras patologias

A importância da identificação de restos mortais humanos com métodos de elevada exatidão é melhor compreendida nos casos em que a identificação dos cadáveres é impossível devido a deformações causadas por uma doença que afligiu a pessoa e que acabou por levar à sua morte ou por uma catástrofe natural ou um desastre de aviação.[60]

Quando um cadáver é encontrado e comunicado à polícia, esta solicita a identificação dentária. Muitas vezes, uma pista para ajudar na identificação está disponível sob a forma de uma carteira ou carta de condução, o que permite localizar os registos antemortem. Noutros casos, quando não estão disponíveis indícios directos de identificação, a localização geográfica em que o corpo é encontrado ou outras características físicas e provas circunstanciais podem permitir uma identificação putativa, utilizando frequentemente dados da base de dados de pessoas desaparecidas. Os registos ante-mortem são então obtidos junto do dentista responsável.[1]

O dentista forense produz o registo post-mortem através de um registo cuidadoso e de descrições escritas das estruturas dentárias e das radiografias. Se os registos antemortem estiverem disponíveis nesta altura, devem ser tiradas radiografias post-mortem para reproduzir o tipo e o ângulo destas.[30]

O registo dentário é um documento legal e contém informações subjectivas e objectivas sobre o paciente. O exame físico da dentição e das estruturas orais e circundantes de suporte deve ser registado. Os registos clínicos e radiográficos devem ser conservados durante um período mínimo de 710 anos. Os registos dentários dos pacientes pediátricos devem ser conservados até o paciente atingir a idade da maturidade.[62]

Em 2008, o Comité Internacional da Cruz Vermelha (CICV) lançou a sua base de dados Ante-Mortem/Post- Mortem (AM/PM) para compilar grandes quantidades de dados sobre pessoas desaparecidas e restos mortais humanos não identificados. O desenvolvimento da base de dados AM/PM pelo CICV teve início em 2005, em consulta com numerosas organizações e peritos de todo o mundo. A base de dados AM/PM foi disponibilizada para utilização em 2008.[63]

DADOS ANTE-MORTEM-

Métodos de recolha de dados ante-mortem[63]

1. **Dados de informação pessoal** - São os dados que podem potencialmente identificar uma pessoa específica. Consistem em dados médicos, físicos e dentários

2. **Radiografias** - As radiografias ante-mortem desempenham um papel importante na identificação da pessoa falecida. A partir das radiografias, podem ser identificadas várias alterações patológicas e morfológicas. Estas alterações podem ser comparadas com as dos registos dentários post-mortem. A morfologia da coroa e da raiz ajuda na identificação. A presença de um dente cariado, de um dente perdido, de um dente restaurado, de um dente fracturado e de um dente impactado são alguns dos auxiliares comuns na identificação

3. **Moldes dentários, fotografias e folha de historial do caso** - Estes podem ser usados como uma identificação positiva do falecido quando comparados com os resultados post-mortem. As pessoas que visitam frequentemente os dentistas e recebem tratamentos de restauração e protéticos têm mais probabilidades de serem identificadas por este método. Os registos ante-mortem são recolhidos e depois comparados com os registos post-mortem

4. **Impressões labiais (cheiloscopia)** - Este método baseia-se na análise de rugas e sulcos no lábio. As impressões labiais são únicas para cada indivíduo, tal como as impressões digitais. Os sulcos podem

ser classificados como sulcos verticais, sulcos ramificados, sulcos intersectados, sulcos reticulares, etc. Um problema comum encontrado durante os estudos cheiloscópicos é o da mancha que conduz a marcas não identificáveis quando os sulcos não são claros, pelo que a identificação individual é extremamente difícil utilizando este método.[64]

5. **Análise de marcas de mordedura** - A mordedura pode ser definida como a marca feita por dentes humanos ou de animais na pele de pessoas vivas, cadáveres ou objectos unânimes com consistência relativamente amolecida.[65] As marcas de dentadas são as impressões deixadas nos alimentos, na pele ou noutros objectos deixados no local do crime. Podem ser classificadas como marcas de pressão dentária, marcas de pressão da língua e marcas de raspagem dentária. Para além da identificação do agente, pode também ser utilizada para identificar o tipo de violência e o tempo decorrido entre a sua produção e o exame.

6. **Análise do ADN dentário** - As estruturas dentárias são relativamente mais resistentes a condições extremas. As técnicas que envolvem o ADN em medicina dentária forense oferecem uma nova ferramenta quando os métodos de identificação tradicionais falham devido aos efeitos do calor, traumatismo ou processos autolíticos, bem como em distorções e dificuldades de análise.[66] O ADN pode ser extraído da polpa, cemento, dentina, etc. A extração pode ser feita por trituração citogenética. O ADN obtido é amplificado por reação em cadeia da polimerase

A comparação de radiografias antemortem e post-mortem é o método de identificação mais preciso e fiável na identificação de catástrofes em massa.[67]

A identificação dentária depende do estado da vítima e da disponibilidade de registos dentários antemortem. Assim, as circunstâncias do acidente, a nacionalidade, o país de origem, o tratamento dentário antemortem, a presença de registos dentários antemortem e o grau de lesão dentária podem influenciar o processo de identificação.[68]

DADOS POST MORTEM

Quando a comparação entre as informações ante-mortem e post-mortem não revela características comuns, ou as informações ante-mortem não estão disponíveis ou o estado dos restos mortais não permite a identificação, o dentista forense pode ajudar a limitar o grupo populacional a que o falecido provavelmente pertence e, assim, aumentar a probabilidade de localizar registos dentários ante-mortem, o que é conhecido como **caraterização dentária post-mortem**. São identificadas características como a idade, a ascendência, o sexo, o estatuto socioeconómico e, por vezes, a profissão, a dieta, os hábitos e as doenças, e estas informações ajudam a restringir a pesquisa dos registos ante mortem.[57,60]

Por vezes, informações adicionais, como o tempo decorrido desde a morte, o domicílio, os hábitos alimentares ou os comportamentos habituais, podem também estar disponíveis a partir de provas dentárias.[1]

São utilizados métodos científicos de identificação para confirmar a identidade do indivíduo morto a partir dos seus dentes. A identificação dentária comparativa é o método convencional de identificação dentária post-mortem e inclui quatro etapas, nomeadamente[58]

1) **Autópsia oral** - Também conhecida por necropsia, consiste no exame do cadáver através da exposição dos órgãos para determinar a causa da morte. Se necessário, podem ser obtidas fotografias, radiografias, impressões digitais, raspagens das unhas e amostras de cabelo. O dentista forense que realiza a autópsia oral deve ter conhecimentos adequados sobre os achados comuns após a morte, tais como o rigor mortis (uma alteração após a morte que resulta no enrijecimento dos músculos do corpo devido a alterações químicas nas suas miofibrilhas), o livor mortis (sedimentação do sangue nas partes do corpo dependentes da gravidade, incluindo os órgãos), a decomposição e os artefactos post mortem. O rigor mortis pode tornar os maxilares rígidos e a utilização de mordaças, parafusos de trismo ou miotomia intra-oral é essencial para a separação dos maxilares.[58] Foram desenvolvidas técnicas especializadas de autópsia oral, tais como a tenotomia e a miotomia com serra de fio de aço dos músculos temporais e/ou a remoção do periósteo mandibular, para facilitar a recolha de provas intra-orais post-mortem (radiografias ou impressões).[69] Pode ser necessária a remoção da língua e do conteúdo do assoalho bucal por meio de um túnel a partir de baixo do queixo para aceder aos dentes

mandibulares.[58]

Nos casos de restos mortais incinerados, enfrentam-se desafios adicionais, uma vez que os dentes podem ser frágeis após exposição a calor prolongado, pelo que têm de ser reforçados com cola de cianoacrilato antes do exame.[58] É efectuado um exame minucioso das lesões dos tecidos moles, das fracturas dos tecidos duros para-orais e da presença de corpos estranhos, podendo ser obtidas amostras de tecidos duros e moles para investigação posterior.[30] Todas as informações relativas ao corpo devem ser registadas no odontograma/dentário post-mortem modificado da Interpol

forma. O dentista forense produz o registo post-mortem através de um registo cuidadoso e de descrições escritas das estruturas dentárias e das radiografias.[58]

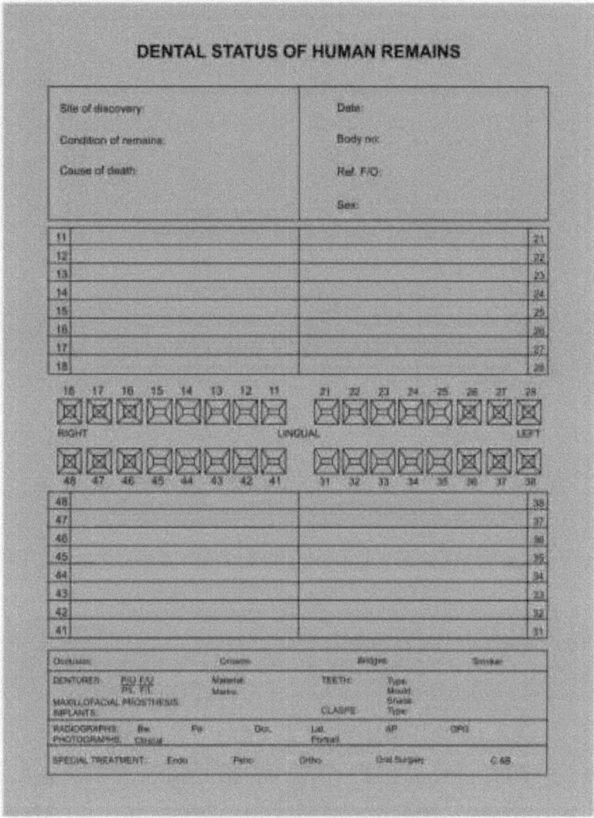

Fig 3A.a1- Relatório post mortem

2) Obtenção dos registos dentários - Os registos dentários são os documentos que contêm os tratamentos a que o indivíduo foi submetido durante a sua vida e correspondem aos dados dentários ante-mortem. É obtido a partir dos registos hospitalares ou do dentista responsável pelo tratamento. Sempre que possível, os registos dentários ante-mortem devem ser adquiridos para exame e estes registos podem assumir a forma de radiografias, fichas dentárias, moldes e/ou fotografias. Um indivíduo pode ter sido tratado por vários dentistas e é imperativo estabelecer a cronologia do tratamento no odontograma ante mortem modificado da Interpol.58

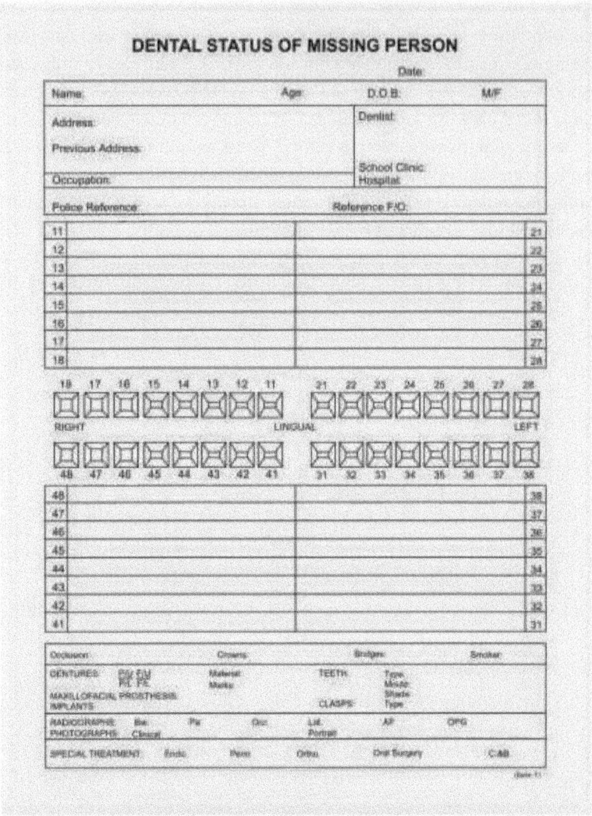

DENTAL STATUS OF MISSING PERSON

Date:

Name: Age: D.O.B: M/F

Address: Dentist:

Previous Address:

Occupation: School Clinic: Hospital:

Police Reference: Reference F/O:

11 12 13 14 15 16 17 18 | 21 22 23 24 25 26 27 28

18 17 16 15 14 13 12 11 21 22 23 24 25 26 27 28

RIGHT LINGUAL LEFT

48 47 46 45 44 43 42 41 31 32 33 34 35 36 37 38

48 47 46 45 44 43 42 41 | 38 37 36 35 34 33 32 31

Occlusion: Crowns: Bridges: Smoker:

DENTURES: TEETH: CLASPS:

MAXILLOFACIAL PROSTHESIS: IMPLANTS:

RADIOGRAPHS: PHOTOGRAPHS: AP OPG

SPECIAL TREATMENT: Endo Perio Ortho Oral Surgery C&B

Fig 3A.a2- Relatório ante-mortem

3) **Comparação dos dados dentários post-mortem e ante-mortem** - Após o exame post-mortem e a transcrição dos dados ante-mortem, os dois odontogramas são comparados. As características avaliadas incluem a morfologia dos dentes e as estruturas ósseas associadas, a patologia e as restaurações dentárias. As semelhanças e discrepâncias entre os registos ante-mortem e post-mortem devem ser anotadas durante o processo de comparação.[30]

Existem dois tipos de discrepâncias - as que podem ser explicadas e as que não podem. As discrepâncias explicáveis estão normalmente relacionadas com o tempo decorrido entre os registos ante-mortem e post-mortem, tais como dentes extraídos ou restaurações colocadas/ampliadas ou tratamentos protéticos. Quando *uma* discrepância é inexplicável, deve ser registada como um ponto de exclusão.[70]

Um indivíduo com vários tratamentos dentários e características invulgares tem mais probabilidades de ser identificado do que alguém sem características dentárias extraordinárias. Isto, no entanto, não implica que a identificação dependa de um tratamento dentário extenso; a comparação deve ter em conta a qualidade e não a quantidade. .■h'A//'w *e Taylor* concluíram que um único ponto de concordância entre os dados post-mortem e ante-mortem pode ser suficiente para estabelecer a identidade, considerando, evidentemente, a singularidade de tal caraterística e as circunstâncias do caso.[58]

4) **Redação de um relatório e conclusões** - As tentativas de determinar a identidade devem ser

comunicadas às autoridades responsáveis pela aplicação da lei (polícia) ou às autoridades judiciais. Por conseguinte, devem ser claramente apresentados um relatório pormenorizado e uma conclusão factual baseada na comparação dos dados ante-mortem e post-mortem. A qualidade e a quantidade de informações necessárias para estabelecer a identidade dentária ainda não foram totalmente determinadas. Na recolha de impressões digitais, as diferenças entre os dados ante-mortem e post-mortem excluem a identificação. Este conceito não se aplica à identificação dentária, desde que as incoerências sejam explicáveis. Por exemplo, os dados post-mortem podem revelar uma "obturação" no dente 16, mas os registos dentários mostram o mesmo dente como "intacto". No entanto, esta diferença pode ser explicada com base no facto de a restauração ter sido feita numa data posterior aos registos dentários disponíveis, por um dentista diferente, e para a qual não existem registos disponíveis. Por outro lado, se os dados post-mortem mostrarem um dente 16 "intacto", enquanto o mesmo dente está "preenchido" nos registos dentários, isso indicaria provavelmente uma incompatibilidade. É essencial explicar estas considerações no relatório para efeitos de clareza. Depois de ter comparado e ponderado os dois conjuntos de dados, devemos colocar as questões: "As semelhanças são significativas?" "As diferenças podem ser explicadas?". Com base nestas perguntas, pode chegar-se a uma série de conclusões que foram dadas pelo American board of forensic odontology e posteriormente modificadas por *McKenna, Sieverstein, aed Aeharya aed Taylor,* a identificação dentária pode ser dividida em quatro tipos[58-71]

a.   **Identificação positiva:** Os dados ante-mortem e post-mortem coincidem para estabelecer que se trata do mesmo indivíduo e diz-se que a identidade está provada "para além de qualquer dúvida razoável

b.   **Identificação possível:** Os dados ante-mortem e post-mortem têm poucas características consistentes, mas devido à qualidade dos registos é difícil estabelecer a identidade, mas não existem provas suficientes para excluir conclusivamente a identidade também;

c.   **Provas insuficientes:** Os dados não são suficientes para tirar uma conclusão;

d.   **Exclusão:** Os dados ante-mortem e post-mortem são claramente inconsistentes. As diferenças entre os dados ante-mortem e post-mortem são inexplicáveis.

Um problema comum para o odontologista forense é que as pessoas desdentadas ou quase desdentadas podem não ter consultado um dentista durante muitos anos e os registos de qualquer tratamento podem ter sido perdidos ou podem ser irrecuperáveis. Nestas situações, a marcação de dentaduras como um procedimento de rotina durante a sua construção é um método muito eficaz para identificar pessoas, tanto vivas como mortas.[72,73]

Por conseguinte, para resumir, existem dois tipos de identificação dentária post mortem[58]

1) Identificação comparativa - a identificação conclusiva é tentada quando os dentes do indivíduo morto são comparados com registos dentários que se presume pertencerem ao mesmo indivíduo, o que só pode ser feito se existir algum tipo de prova circunstancial da identidade do indivíduo

2) Identificação reconstrutiva (Dental Profiling)- Tenta traçar o perfil da raça, sexo, idade e profissão da vítima. É efectuada quando não existem pistas de identificação disponíveis

Os vários parâmetros de comparação dos dados ante-mortem e post-mortem tornam todo o processo incómodo, trabalhoso e moroso. A comparação de dados assistida por computador não só reduz as restrições de trabalho e de tempo, como também elimina a subjetividade do processo.[30]

Os programas mais utilizados atualmente são:

1)   Odontosearch - Este software foi desenvolvido pelo Central Identification Lab, EUA. Compara o padrão de dentes perdidos, obturados e não restaurados de um indivíduo com um grande grupo de amostras, representativo da população dos EUA. A base de dados do odontosearch recebe dados de vários participantes em programas de saúde dentária. A comparação empírica com o conjunto de dados de referência não depende de um número mínimo de características, uma vez que a força da correspondência com um determinado padrão dentário pode ser determinada com base na comparação com uma grande coleção de padrões dentários variados. Isto ajuda a apresentar informações de frequência sobre o número de vezes que o padrão ocorreu nos dados de referência, proporcionando assim uma avaliação contínua das características da população.[74]

2) Sistema automático de identificação dentária (ADIS) - é um software semelhante ao sistema automático de identificação de impressões digitais e avalia dados radiográficos como a morfologia do osso, da raiz e do dente. Isto pode ser conseguido traçando o contorno da raiz e da coroa numa radiografia (bitewing ou periapical). Um sistema de repositório de imagens digitais (DIR) permite a apresentação voluntária, o armazenamento e a recuperação de imagens digitais no âmbito de investigações de pessoas desaparecidas.[75]

3) Computerized Assisted post-mortem Identification System (CAPMO) - foi desenvolvido pelo Instituto de Investigação Dentária do Exército dos EUA com o objetivo de encontrar pessoas desaparecidas. A investigação efectuada pelo instituto em 578 soldados revelou que, se um indivíduo possuísse 4 ou mais características, poderia ser separado de todo o grupo. Foi também demonstrado que, mesmo em indivíduos sem dentes em falta ou obturação, uma única caraterística de diversidade melhorava consideravelmente a identificação.[76]

4) WinID- É um sistema informático dentário que faz a correspondência entre pessoas desaparecidas e restos mortais humanos não identificados. Os dados são armazenados numa base de dados Microsoft Access.[77]

RELATÓRIO DE CASO-

O tsunami asiático de 26 de dezembro de 2004, que devastou as zonas costeiras de mais de 10 países do Oceano Índico e arredores, causou mais de 200 000 vítimas. Entre as vítimas encontravam-se pessoas de mais de 58 nacionalidades e, posteriormente, foi criado um esforço internacional de identificação de vítimas de catástrofes (DVI), coordenado pela Interpol. Equipas DVI de mais de 20 países participaram no processo de identificação que, devido à complexidade da situação, teve de ser conduzido de acordo com um procedimento internacionalmente acordado.[78]

Foram estabelecidos protocolos operacionais normalizados de procedimentos post-mortem (PM) para recolha de impressões digitais, patologia forense, odontologia forense e perfis de ADN, o que foi extremamente crucial para a qualidade de todo o processo de IVD dos corpos em decomposição rápida. Uma parte muito importante e subestimada do processo DVI é a recolha dos dados antemortem (AM) das pessoas dadas como desaparecidas nos seus países de origem. Na sequência do tsunami, a localização das identidades tornou-se ainda mais problemática, uma vez que famílias inteiras tinham morrido e era difícil obter informações.[78]

Uma vez que a medicina dentária provou ser o meio de identificação mais valioso - em 85% dos casos - os registos dentários da AM provaram ser elementos cruciais para a DVI. Foram novamente estabelecidos protocolos operacionais normalizados (SOP) sobre quem, onde, quando e que informação tinha de ser recolhida pelos dentistas pelas equipas da AM no estrangeiro. A transcrição das informações dentárias da AM por odontologistas forenses experientes foi outro elemento crucial em todo o processo de identificação, uma vez que as informações tinham de ser carregadas no Sistema Internacional DVI (Plass Data, Holbaek, Dinamarca) para comparação com os dados post mortem recebidos.[78]

3A.b IDENTIFICAÇÃO DO GRUPO SANGUÍNEO

IDENTIFICAÇÃO DO GRUPO SANGUÍNEO

O sangue é uma fonte rica em antigénios de grupos sanguíneos, pelo que o seu papel importante na identificação em medicina forense não pode ser negligenciado, uma vez que os componentes genéticos e antigénicos de um indivíduo não são afectados pelo ambiente.[79] Tal como *Lnttes* afirmou acertadamente: "Pertencer a um grupo sanguíneo definido é um carácter fixo de cada ser humano e não pode ser alterado nem pelo decurso do tempo nem por uma doença intercorrente." O grupo sanguíneo, tal como a impressão digital, é um carácter primário inalterável.[80] O termo "grupo sanguíneo" refere-se a antigénios hereditários detectados na superfície dos glóbulos vermelhos por anticorpos específicos.[81]

Embora tenham sido feitos progressos na análise do ácido desoxirribonucleico (ADN), na recolha de impressões digitais, etc., o grupo sanguíneo continua a ter um papel importante na prática forense no domínio da identificação pessoal, dos litígios de paternidade e de outros cenários. O grupo sanguíneo ABO é examinado em suspeitos de casos criminais e litígios de paternidade antes da definição de perfis de ADN.[55]

O médico austríaco-americano Dr. *KezΠ Lendeteiner* foi a primeira pessoa a descrever o sistema de grupos sanguíneos ABO em 1900 e continua a ser a base da investigação forense de grupos sanguíneos porque são os grupos primários, mais comuns, conspícuos e facilmente detectáveis.[82,83]

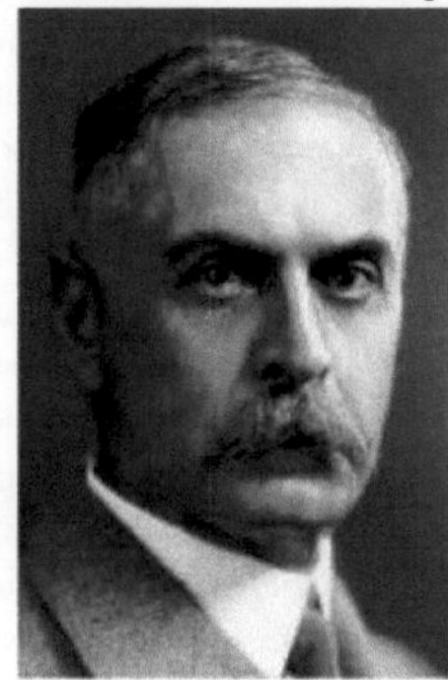

Fig 3A.b1- Dr. Karl Landsteiner

O tipo ABO de uma pessoa depende da presença de dois genes - os genes A e B. Estes genes estão codificados no cromossoma 9 (na banda 9q34.2). Eles determinam o antigénio presente na superfície dos glóbulos vermelhos.[84] Uma pessoa pode ser A, B, AB ou O. Se uma pessoa tiver dois genes A, os seus glóbulos vermelhos são do tipo A. Se a *pessoa* tiver dois genes B, os seus glóbulos vermelhos são do tipo B. Se a pessoa tiver um gene A e um gene B, os seus glóbulos vermelhos são do tipo AB. Se a pessoa não tiver nem o gene A nem o B, é do tipo O.[1,85]

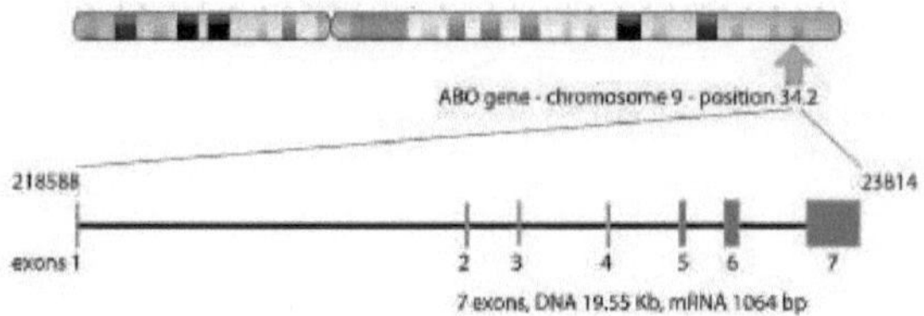

Fig 3A.b2- Posição do gene ABO no cromossoma

Mais tarde, em 1940, *Landsceinee* e *Alexandee S. Wiener* descobriram outro antigénio do fator sanguíneo, conhecido como Rh.[86,87] O fator Rh é também chamado "fator Rhesus" porque foi descoberto pela primeira vez no sangue de macacos Rhesus.[88] O fator Rh é um antigénio, uma substância que estimula a produção de anticorpos para combater invasores estranhos, como vírus, bactérias e órgãos transplantados. Um indivíduo pode ter o antigénio no sangue (é Rh positivo) ou não (é Rh negativo).[89] O grupo sanguíneo Rh é considerado o mais complexo, geneticamente, de todos os sistemas de grupos sanguíneos, uma vez que envolve 45 antigénios diferentes na superfície dos glóbulos vermelhos.[90]

A presença de antigénios do grupo sanguíneo ABO e do fator Rhesus é detectada na superfície dos glóbulos vermelhos por anticorpos específicos.[91] Uma vez estabelecido o grupo sanguíneo e o fator

Rhesus, este mantém-se inalterado ao longo da vida.[92]

Para a tipagem do grupo sanguíneo ABO, é importante conhecer a distribuição do antigénio ABO no corpo. A tipagem sanguínea pode ser efectuada utilizando amostras de saliva, urina, sémen e dentes.[84]

Os dentes são utilizados para a determinação do grupo sanguíneo e são considerados como uma marca distintiva para a identificação de materiais biológicos em investigações forenses.[84] Sendo constituídos pelos tecidos mais duros do corpo, mantêm as suas características mesmo nas condições ambientais mais adversas, enquanto outros meios de identificação, como as características faciais e dermatoglíficas, tatuagens, marcas, etc., falham devido à mutilação, decomposição e carbonização.[46] O tecido pulpar é um dos tecidos mais protegidos, estando rodeado por todos os lados por tecidos duros dentários, o que faz com que as alterações post mortem na polpa ocorram muito tardiamente[47,93] . Contém numerosos vasos sanguíneos e os antigénios dos grupos sanguíneos estão certamente presentes na polpa dentária. Na polpa dentária, o endotélio vascular e os glóbulos vermelhos são considerados como uma fonte de antigenicidade ABH.[92] Presume-se que as substâncias do grupo sanguíneo estejam presentes nos túbulos dentinários.[94] Os odontoblastos, que formam uma única camada que reveste a periferia da polpa e têm os seus processos que se estendem para os túbulos dentinários, também teriam um componente celular com os epítopos dos grupos sanguíneos ABH, embora as actividades antigénicas nas células não tenham sido demonstradas histologicamente.[95] A distribuição das substâncias ABO da parede da cavidade pulpar para o bordo da dentina e para o esmalte diminui gradualmente, devido às menores possibilidades de difusão dos antigénios tanto do sangue como da saliva.[96] A teoria da sedimentação por infusão descreve a infusão de antigénios solúveis em água da saliva para o dente[97] O estabelecimento do grupo sanguíneo a partir da polpa dentária pode servir como um registo antemortem e post-mortem fiável.[82]

A presença de antigénios do grupo sanguíneo ABO em tecidos dentários moles e duros permite determinar o grupo sanguíneo e, assim, ajudar a identificar mesmo um corpo altamente decomposto.[98] Durante várias décadas, os cientistas forenses procuraram um método fiável para a tipagem sanguínea dos dentes e descobriram que era possível distinguir os grupos sanguíneos não só de dentes frescos, mas também de dentes velhos que tinham sido deixados à temperatura ambiente, embebidos em areia ou deixados em água corrente durante 2 anos para simular a deterioração post-mortem". A dentina foi escolhida porque tem um rácio mais elevado de substância celular e matriz do que o osso e é mais fácil de obter sangue.[100]

As substâncias do grupo sanguíneo são segregadas em muitas secreções corporais, incluindo a saliva. Em 1960, *niid* descobriu a presença do grupo sanguíneo ABO na saliva através do método de eluição por absorção (AE).[88] A técnica de eluição por absorção (AE) foi concebida por \'niorio Simcusa no ano de 1923 e foi aperfeiçoada por quem a utilizou quase exclusivamente para a tipagem sanguínea de dentes no laboratório de ciências forenses.[92]

De acordo com ATzrid[88] e *Outtridqu* TM[101] , a técnica de Absorção-Eluição (AE) provou ser marcadamente mais sensível do que a técnica de inibição da absorção. A AE demonstrou uma taxa de sucesso superior à da aglutinação mista para determinados antigénios. A determinação do antigénio Rh foi efectuada pela primeira vez em 1962, utilizando a técnica AE a partir de manchas de sangue.[48]

Os antigénios A, B, O e Rh nos eritrócitos estão também associados a outras células e tecidos em todo o corpo e são conhecidos por serem consideravelmente estáveis a condições violentas, como o aquecimento ou a secagem. No entanto, a determinação do grupo ABO a partir do corpo depara-se frequentemente com dificuldades devido aos eritrócitos hemolíticos e à putrefação, mumificação ou esqueletização do corpo durante o intervalo post-mortem.[102] Além disso, existe a possibilidade de perda dos antigénios pulpares devido à autólise e à desidratação em dentes de longa duração.[95] Quando os dentes são extraídos e armazenados à temperatura ambiente, ocorre uma rápida desidratação do tecido pulpar. Mesmo quando os dentes estão soltos no interior dos alvéolos dentários, a humidade e a ação bacteriana destroem a polpa. Noutros casos, quando não há humidade, a atmosfera seca cria condições ideais para a mumificação dos tecidos moles. O cimento celular é caracterizado pela presença de numerosas lacunas ocupadas por cementócitos, que ficam menos expostos a danos externos, especialmente à degradação química ou bacteriana.[103]

Os tecidos dentários de dentes patologicamente afectados ou danificados são frequentemente invadidos por determinadas bactérias que lhes transmitem as suas actividades antigénicas adventícias e causam reacções falsas positivas.[103] É, por conseguinte, possível que os erros de tipagem ocasionais dos grupos sanguíneos a partir de material oral (por exemplo, dentes e osso alveolar) possam ser causados pela flora oral aeróbia gram-negativa, especialmente em material fortemente contaminado ou em putrefação. Os resultados negativos no grupo etário mais velho podem ocorrer devido a alterações regressivas da polpa, como quantidade insuficiente de polpa, redução do tecido fibrosado na polpa com o aumento da idade e também aumento da calcificação do canal.[97,98][104,105] Nas pessoas vivas, um grande número de bactérias aeróbias gram-negativas está presente na saliva ou nos tecidos dentários.[81,106] Juntamente com as leveduras, as bactérias aeróbias gram-negativas tendem a crescer de forma explosiva em espécimes armazenados contaminados ou em material em putrefação e tendem a sobrepor-se às outras espécies.[107,108] O crescimento maciço de tais bactérias tende a obscurecer o antigénio do grupo sanguíneo pulpar e pode produzir *um* resultado negativo.[46,109]

A técnica básica para a identificação dos antigénios e anticorpos dos grupos sanguíneos é o teste de aglutinação utilizando uma lâmina de vidro ou uma placa de porcelana branca. Outras técnicas manuais são o teste em tubo de ensaio de vidro e o teste em microplaca. As técnicas mais recentes são a técnica em coluna e os testes em fase sólida.[106]

Em amostras de sangue fluido, a presença ou ausência de um antigénio é determinada pela aglutinação ou não dos glóbulos vermelhos. Nas manchas de sangue secas, as células romperam-se e os testes de aglutinação direta já não são viáveis. Mas os antigénios não são desnaturados imediatamente após a secagem. No sistema ABO, sobrevivem durante muitos anos e mantêm a capacidade de se combinarem com anticorpos específicos. A formação destes complexos antigénio-anticorpo é a base de todos os métodos utilizados na deteção de antigénios de glóbulos vermelhos em manchas de sangue secas.[105]

O ensaio de absorção-eluição é altamente sensível e pode ser utilizado para testar manchas de sangue seco. Detecta indiretamente a presença de antigénios. A reação de aglutinação bem sucedida requer normalmente células intactas e torna-se difícil de executar porque as células sanguíneas lisam quando estão secas. No entanto, com este método, as células lisadas que contêm o antigénio são imobilizadas numa fase sólida.[105]

A técnica de eluição por absorção tem sido amplamente utilizada para determinar o grupo sanguíneo a partir de manchas secas, tecidos, secreções e dentes em vários laboratórios forenses. Este método é muito sensível, altamente específico e sofre menos interferência da natureza dos substratos. Verificou-se também que o material, uma vez utilizado, pode ser reutilizado sem praticamente nenhuma perda da sua propriedade antigénica.[110]

O princípio do teste AE consiste na absorção da aglutinina específica do grupo sanguíneo na superfície de uma substância com aglutinogénios do grupo sanguíneo, na eluição do anticorpo assim absorvido a uma temperatura elevada e na aglutinação das células sanguíneas que possuem os antigénios correspondentes.[111]

O procedimento da técnica AE é efectuado da seguinte forma[105]

1. A uma temperatura mais baixa, permite-se que o antigénio se ligue ao anticorpo correspondente: anticorpos anti-A, anticorpos anti-B ou lectinas anti-O (que são isoladas de plantas e reagem fortemente com o antigénio O presente no sangue tipo O).

2. São adicionados anticorpos e os anticorpos correspondentes ao antigénio são absorvidos

3. Os antigénios em excesso, não ligados, são removidos por lavagem e os anticorpos ligados são depois eluídos a temperaturas mais elevadas. Isto quebra a ligação antigénio-anticorpo, libertando o anticorpo anti-humano correspondente da superfície da fibra.

4. Os anticorpos eluídos podem então ser identificados por um ensaio de aglutinação utilizando células indicadoras A, B e O ou anticorpos eluídos testados com células indicadoras.

5. As manchas de sangue que contêm o antigénio A podem ligar-se aos anticorpos anti-A. O

anticorpo anti-A eluído pode formar aglutinação com células A. Da mesma forma, para o sangue do tipo B, o anticorpo anti-B eluído pode formar aglutinação. No sangue do tipo AB, os anticorpos eluídos podem formar aglutinação com as células A e B. No sangue do tipo O, os anticorpos eluídos podem formar aglutinação com as células O.

Consequentemente, a área de superfície do material utilizado torna-se importante. Assim, o tecido duro dos dentes é pulverizado em pó fino para aumentar a área de superfície para a reação.[94]

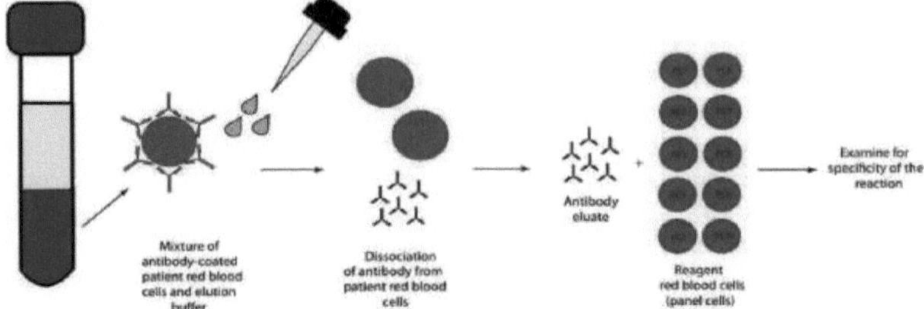

Fig 3A.b3- Técnica de Absorção-Eluição

Embora a análise do grupo sanguíneo não forneça uma identidade positiva, mas apenas uma não-identidade positiva, tem sido utilizada para identificar positivamente indivíduos. A polpa dentária pode ser utilizada para estabelecer a identidade, quando os dentes são os únicos vestígios disponíveis para a identificação pessoal. Embora tenham sido detectadas substâncias de grupos sanguíneos a partir da dentina, esta pode nem sempre ser uma fonte fiável, uma vez que a intensidade dos grupos sanguíneos ABO e do fator Rh foi mais elevada na polpa do que na dentina e os antigénios dos grupos sanguíneos ABO foram mais bem expressos do que os antigénios do fator Rh, tanto na dentina como na polpa, podendo ser obtidas leituras imprecisas devido a uma menor quantidade de polpa ou à contaminação bacteriana da polpa.[94,102]

3A.c DENTES COMO FONTE DE ADN

OS DENTES COMO FONTE DE ADN

A ciência forense está sempre em busca da ferramenta perfeita para a identificação humana. *Jeffreys et al*, em 1985, criaram sondas moleculares radioactivas que podiam reconhecer regiões altamente variáveis do ADN e, assim, determinar os padrões específicos de cada indivíduo, que foram designados por impressões **digitais de ADN.**[112]

A recolha de impressões digitais de ADN tornou-se um dos pilares da identificação forense com o aperfeiçoamento das técnicas de isolamento do ADN. Os padrões únicos de ADN para cada indivíduo, com regiões altamente variáveis, ajudam na identificação de indivíduos.[25]

A natureza resistente dos dentes a insultos ambientais, como a mutilação, a decomposição, a incineração e a imersão, torna-os excelentes fontes para a caraterização do ADN.[113] Quando os métodos convencionais de identificação dentária falham, este material biológico pode fornecer a ligação necessária para provar a identidade.[114]

As técnicas actuais de determinação do perfil de ADN ou de impressões digitais incluem polimorfismos de comprimento de fragmentos de restrição (RFLP) ou reação em cadeia da polimerase (PCR) seguida de técnicas de southern blot.[115]

No RFLP, o ADN genómico é cortado em fragmentos por enzimas de restrição específicas, que clivam o ADN em loci específicos. O tamanho dos fragmentos resultantes difere de indivíduo para indivíduo devido à presença de polimorfismos em sequências não codificantes de repetições curtas em tandem (STR) ou mini-satélites.[115]

Com o advento da reação em cadeia da polimerase (PCR), que é uma técnica que permite a amplificação do ADN em locais específicos pré-seleccionados, é um método de análise rápido, fiável e sensível. O perfil de ADN por PCR é um processo de cópia molecular para desenvolver sequências de genes. Um kit típico de perfil de ADN baseado na PCR determina seis características hereditárias, cada uma controlada por um gene específico.[115] Esta fonte de provas está a tornar-se cada vez mais popular entre os investigadores e é utilizada na maioria dos países. A comparação do ADN preservado e extraído dos dentes de um indivíduo não identificado pode ser feita com uma amostra antemortem conhecida (sangue armazenado, escova de cabelo, vestuário, esfregaço cervical, biopsia, etc.) ou com um progenitor ou irmão.[116] Podem ser utilizados vários materiais biológicos para a identificação humana, incluindo dentes, tecido ósseo, bolbo capilar, amostra de biopsia, saliva, sangue e outros tecidos corporais.[117]

A seleção das amostras deve ser feita cuidadosamente a partir do tecido post-mortem decomposto. Embora o ADN sofra uma fragmentação progressiva através de enzimas autolíticas e bacterianas, a sequência de informação ainda está presente no fragmento de ADN. Por conseguinte, a informação não se perde completamente, apesar de o corpo ter sofrido decomposição. No cadáver fresco, o sangue não coagulado pode ser uma fonte de ADN. A amostra deve ser armazenada num local frio ou deve ser congelada. A dessecação ou a simples secagem ao ar pode ser utilizada para armazenar osso e manchas de sangue. Os tecidos em formalina são frequentemente utilizados para testes de ADN baseados na PCR. A colheita deve ser efectuada com cuidado para evitar a contaminação da amostra. Recomenda-se a utilização de luvas e de instrumentos esterilizados em autoclave.[71]

Quando não é possível localizar informações ante-mortem sobre o indivíduo, são colhidas amostras de familiares, como irmãos ou filhos. A recolha de amostras frescas é efectuada por biópsia incisional.[117]

O ADN pode ser recolhido de duas fontes para efeitos de identificação

1) **ADN genómico** - Encontra-se no núcleo de cada célula e é, portanto, utilizado na maioria das aplicações forenses. Como os glóbulos vermelhos não têm núcleo, o ADN genómico não pode ser extraído do sangue. Torna-se essencial adquirir o material genético dos tecidos calcificados (esmalte e dentina) quando as outras partes do corpo se decompuseram. O potencial do cemento dentário como fonte de ADN ainda não foi totalmente explorado.[25] Os dentes são uma excelente fonte de ADN genómico porque as análises de PCR permitem comparar as amostras post-mortem recolhidas com amostras ante-mortem conhecidas ou com ADN parental.[25] Mesmo os dentes obturados com raízes fornecem material biológico suficiente para a análise por PCR.[116]

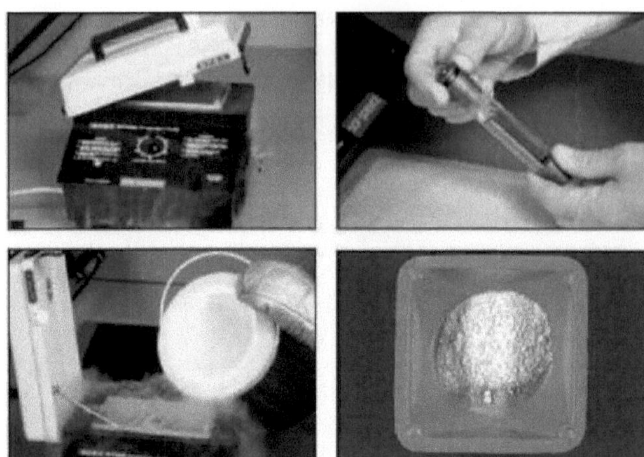

Fig 3A.cl- Trituração criogénica para extrair ADN dos dentes

O método de trituração criogénica é um método eficaz que é utilizado para a extração de ADN.[116] Num moinho congelador, um êmbolo ferromagnético oscila para a frente e para trás com corrente eléctrica alternada. O azoto líquido é utilizado para arrefecer a amostra, o que a torna extremamente frágil e também protege o ADN da degradação pelo calor. O dente é reduzido a pó para aumentar a área de superfície e expor as células presas a agentes bioquímicos que libertam o ADN para a solução.[116]

A identificação de indivíduos não é a única utilização do ADN dentário. A técnica permitiu aos investigadores criminais associar vítimas a locais de crime depois de o corpo ter sido removido e incinerado.[118]

2) ADN **mitocondrial - Para** além do ADN genómico, as células contêm ADN mitocondrial (ADNmt). *Silva et al.* sublinharam que o ADN mitocondrial é outro tipo de material que pode ser utilizado para a identificação de cadáveres.[117] A sua principal vantagem é o elevado número de cópias por célula. Quando as amostras de ADN extraídas são muito pequenas ou degradadas, como as obtidas de tecidos esqueletizados, a probabilidade de obter um perfil de ADN a partir do ADN mitocondrial é maior do que com o ADN genómico.[117]

Para além disso, o ADN mitocondrial é herdado maternalmente.[119] Este padrão de herança materna confere a mesma sequência de mtDNA, exceto mutações, aos irmãos e a todos os seus parentes maternos. Este facto tem implicações importantes para a identificação de indivíduos para os quais não existe uma amostra de comparação antemortem.[1] Embora o ADN mitocondrial ainda esteja a dar os primeiros passos no trabalho forense, é uma técnica poderosa que provavelmente se tornará comum no futuro.[1]

A técnica do ADN genómico e mitocondrial permite associar o ADN de uma pessoa ao de outra. As diferenças de ADN entre duas pessoas são uma ferramenta extremamente útil.[10] O ADN dos dentes não só serve para a identificação primária, como também pode ser utilizado como amostra de referência para relacionar os outros fragmentos de tecido[25]

A saliva é também uma fonte viável de ADN para fins forenses. A saliva é depositada normalmente através de marcas de mordedura em homicídios, agressões, abuso de crianças ou outros casos criminais. A saliva também pode ser recolhida de pontas de cigarro, selos postais, envelopes, roupas, pele, etc. A recolha eficaz de saliva seca tem sido conseguida através da técnica de esfregaço duplo (utilizando um esfregaço de algodão húmido seguido de um esfregaço de algodão seco sobre uma superfície com saliva seca)[30,117] Desde 1992, está a ser feito o isolamento de ADN da saliva e de material com manchas salivares. A saliva é uma fonte importante de ADN porque contém células epiteliais descamadas da mucosa oral e da superfície interna do lábio. As enzimas como o *Streptococcus salivarius* e o *Streptococcus mutans* estão presentes nos dentes e na saliva. Através da tecnologia PCR, a sequência de ADN do *Streptococcus* fornece um meio para identificar a composição bacteriana das marcas de mordedura e pode ser comparada exclusivamente com as dos dentes responsáveis.[30]

O sangue pode atuar como uma amostra para análise de ADN e os laboratórios simplificaram a identificação dos tipos ABO tirando partido das diferenças de sequência de ADN ABO previamente comunicadas. Isto é feito através da técnica Rapid-ABO, que é um processo em duas fases:

1. Amplificação de amostras de ADN utilizando conjuntos de iniciadores específicos para os alelos ABO e

2. eletroforese e visualização dos fragmentos ABO amplificados em gel de agarose MetaPhor a *3*

A principal vantagem da técnica Rapid-ABO é a identificação dos genótipos ABO em comparação com os testes serológicos para os fenótipos ABO. Este processo em duas etapas identifica seis genótipos ABO possíveis, incluindo AB, AA, BB, AO, BO e 00. O protocolo Rapid-ABO funciona bem com ADN extraído organicamente ou utilizando Chelex 100. Os resultados podem ser obtidos em menos de um dia, utilizando 2ng de ADN na reação de amplificação. A análise de 23 espécies animais mostra que os iniciadores Rapid-ABO amplificam alelos ABO apenas a partir de ADN humano, de chimpanzé e de gorila.[120]

Embora estes métodos moleculares sejam altamente precisos, reprodutíveis e únicos, e sejam extremamente fiáveis na ciência forense, existem desvantagens deste método que é importante ter em conta. Podem ocorrer erros na recolha, processamento e interpretação das amostras. Qualquer contaminação bacteriana e o ADN de uma segunda pessoa podem alterar a interpretação. Durante o processamento, uma quantidade demasiado pequena de ADN pode produzir bandas menos intensas, o que pode causar uma interpretação incorrecta dos resultados. Além disso, as amostras degradadas podem produzir uma quantidade muito reduzida de ADN de elevado peso molecular.[15] As provas fornecidas com base em exames de ADN são admissíveis como elementos de prova, mas os encargos económicos continuam a ser elevados. Isto implica que outras técnicas ao dispor dos odontologistas forenses não são obsoletas e continuam a ser os principais instrumentos de identificação forense.[30]

RELATO DE CASO

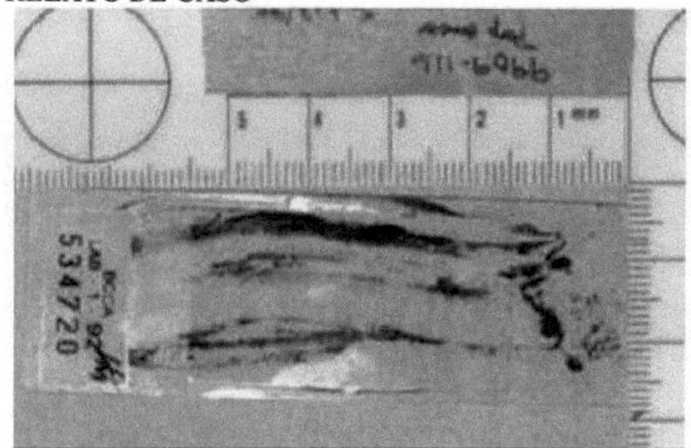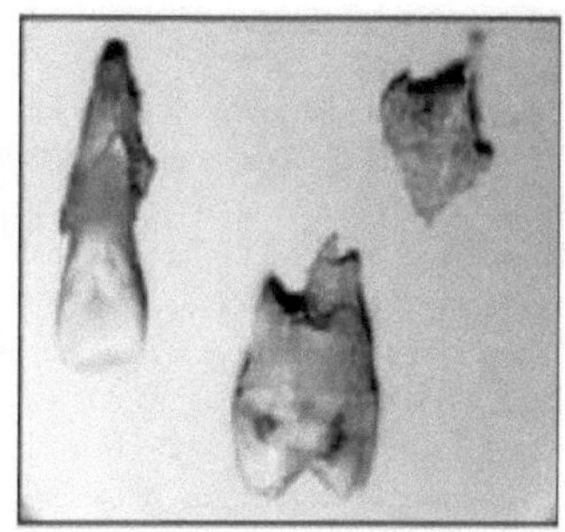

Fig 3A.c2- Esfregaço de Papanicolau (1992) Fig 3A.c3- Dentes adquiridos do corpo (1999)

Com base em provas circunstanciais, foi estabelecida uma identidade provável do crânio humano encontrado em 1999. Depois de contactar as autoridades, não estavam disponíveis registos dentários ante-mortem para comparação, mas outros registos médicos revelaram a existência de um esfregaço de Papanicolau (cervical) realizado em 1992. A degradação parcial do ADN dos dentes produziu um perfil em oito loci genéticos. Estes foram comparados com o perfil de ADN obtido a partir do esfregaço de Papanicolaou e estabeleceram que as amostras provinham da mesma fonte, conferindo assim uma identificação positiva.[1]

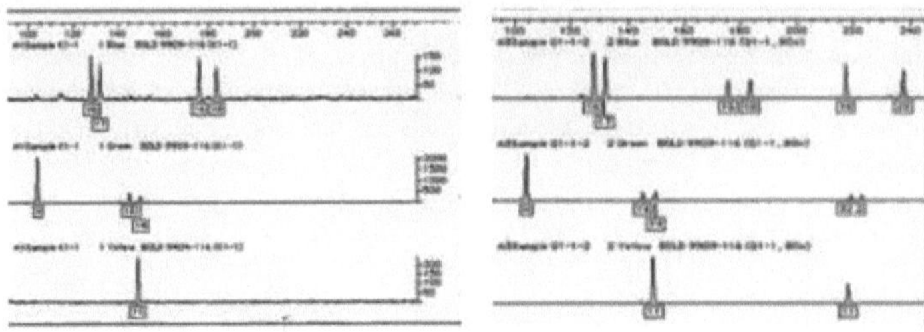

Fig 3A.c4- Perfil de ADN do esfregaço de Papanicolaou Fig 3A.c5- Perfil de ADN dos dentes

3A.d SEXO

DETERMINAÇÃO

DETERMINAÇÃO DO SEXO

A determinação do sexo é a primeira prioridade no processo de identificação de uma pessoa por um investigador forense em caso de acidentes, explosões de bombas químicas e nucleares, catástrofes naturais, investigações criminais e estudos étnicos.[121] Baseia-se normalmente na forma e no formato do crânio, que é avaliado por um antropólogo forense, uma vez que não é possível obter dados conclusivos sobre o sexo do indivíduo a partir dos dentes, mas na ausência de outros dados, os dentes são utilizados como fonte de dados.[11,122] Os dentistas forenses podem ajudar os antropólogos forenses no processo de identificação.[1] Os dados obtidos podem ser comparados e correlacionados com quaisquer dados que sejam fornecidos ao cientista forense numa fase posterior da investigação.

A análise da determinação do sexo pode ser efectuada quer por análise morfológica quer por análise molecular.[121] Recentemente, foram também disponibilizadas novas técnicas.

A análise morfológica pode ser efectuada nos tecidos duros das estruturas orais e paraorais.[121]

ANÁLISE MORFOLÓGICA-

A. Análise de tecidos duros-

1) **Odontometria** - A odontometria é a ciência da medição e do estudo do tamanho dos dentes.[123] O dimorfismo sexual do tamanho dos dentes é a base desta ciência.[124] Isto é de especial importância em indivíduos jovens onde os caracteres sexuais secundários esqueléticos ainda não se desenvolveram.[125] As dimensões mesio-distal e buco-lingual dos dentes, também conhecidas como **medidas lineares**,[126] foram utilizadas anteriormente para a determinação do sexo.[127,128] No caso de dentes rotacionados, apinhados e restaurados proximalmente, o que resulta na perda das dimensões mésio-distais, são utilizadas as **medidas diagonais**.[126] Os estudos mostram diferenças significativas entre as dimensões das coroas dos dentes permanentes e decíduos do sexo masculino e feminino.[121]

Mas há que ter em conta alguns deméritos da odontometria. O tamanho dos dentes está sujeito a uma influência considerável do ambiente. Estas medições são, por conseguinte, específicas de uma população e não se aplicam ao mundo em geral.[121]

Joseph et al afirmaram que a taxa de exatidão global da odontometria na determinação do sexo é de aproximadamente 72%.[127]

Entre os dentes, os caninos mandibulares apresentam a maior diferença dimensional, com dentes maiores nos homens do que nas mulheres. Sabe-se também que os pré-molares, os primeiros e segundos molares, bem como os incisivos superiores, apresentam diferenças significativas.[121]

2) **Dimorfismo dos caninos** - No campo da odontologia forense, os dentes caninos permanentes e a sua largura de arco (distância entre as pontas dos caninos) contribuem para a identificação do sexo através do dimorfismo.[121] O estudo dos dentes caninos permanentes mandibulares e maxilares oferece

certas vantagens, na medida em que são os dentes menos extraídos, são menos afectados pela doença periodontal e são os últimos dentes a serem extraídos em relação à idade, como afirmam *Bossert e Marks*[129] Um estudo de *Anderson e Thompson* mostrou que a largura dos caninos mandibulares e a distância intercaninos era maior nos homens do que nas mulheres e permitia uma classificação correcta do sexo de 59,7% a 66,7%.[130] Os caninos mandibulares apresentam maior dimorfismo sexual do que os caninos superiores. *Rao et al* relataram que a largura mesiodistal dos caninos mandibulares era significativamente maior nos homens do que nas mulheres.[128] O valor padrão do índice de caninos mandibulares (ICM), obtido por *Rao et al*, foi de 0,274. Se o valor do ICM de uma amostra de crânio for inferior ou igual ao ICM padrão, o indivíduo é classificado como feminino; um valor superior ao ICM padrão agruparia a pessoa como masculina.[128] Noutro estudo de *Rao et al,* foi registada uma precisão de 88% na identificação do sexo.[129]

O dimorfismo sexual específico dos caninos foi explicado por *Eimerl e DeVore* com base na sua função que, de um ponto de vista evolutivo, é diferente da dos outros dentes. Durante a evolução dos primatas, houve uma transferência da função agressiva dos caninos nos macacos para os dedos no homem. Até esta transferência estar completa, a sobrevivência da espécie dependia dos caninos, especialmente os dos machos.[130]

3) Índices dentários - Certos índices dentários, como o Índice Incisivo, o Índice Mandibular-Canino e o Índice da Coroa, foram derivados de medidas lineares dos dentes para mostrar o dimorfismo sexual nos dentes, o que foi sugerido para diferenciar os sexos com base nas proporções dos dentes.[131]

- **Índice incisivo-** .1 /7c7//.sr>// apresentou o **índice incisivo** (li), que é calculado pela fórmula li = [MDI2/MDI1] x 100, onde MDI2 é o diâmetro mesiodistal máximo do incisivo lateral superior e MDI1 é o diâmetro mesiodistal máximo do incisivo central.[132] Este índice é mais elevado nos machos, confirmando a sugestão de *Schrantz e Bartha* de que o incisivo lateral é nitidamente mais pequeno do que o incisivo central nas fêmeas.[133]

- **Índice do canino mandibular** - Esta fórmula foi apresentada por *Rao et al*[128] e deu uma indicação exacta do sexo numa população indiana. Utilizando a dimensão mesiodistal (m-d) dos caninos mandibulares, estes investigadores obtiveram a fórmula:

([dimensão canina m-d média + [dimensão canina m-d média nas fêmeas + DP] nos machos - DP])/2

Em que DP: Desvio-padrão; m-d: Mesiodistal

O valor obtido com essa fórmula foi 7,1, ou seja, 7,1 mm é a dimensão mesiodistal máxima possível dos caninos inferiores no sexo feminino. A mesma dimensão é maior nos machos. A taxa de sucesso na determinação do sexo utilizando a fórmula acima foi de cerca de 89%.[128]

4) Comprimento da raiz e diâmetro da coroa - Utilizando um scanner ótico e medições métricas de radiogramas em dentes permanentes mandibulares, a determinação do sexo pode ser feita com 80% de exatidão, medindo o comprimento da raiz e o diâmetro da coroa.[121]

5) Morfologia dentária e sexo - **Para** além de os caninos serem os dentes mais sexualmente dimórficos em termos de tamanho, *Scott e Turner* salientam que a "Crista Acessória Distal", uma caraterística não métrica do canino, é o traço da coroa mais sexualmente dimórfico na dentição humana, com os machos a apresentarem frequências significativamente mais elevadas e uma expressão mais pronunciada do que as fêmeas.[132]

Rao c/ a/ relataram uma maior incidência de quatro cúspides (ausência da cúspide distobucal ou da cúspide distal) no primeiro molar inferior no sexo feminino (40,6%) em comparação com o sexo masculino (16,2%) numa população do sul da Índia.[129] Corrobora a opinião de *Anderson e Thompson* de que a redução do número de cúspides é um reflexo de uma tendência evolutiva para a redução global do tamanho da face inferior, com os homens a resistirem aparentemente a esta tendência.[134]

6) Método ortométrico - O método ortométrico envolve a morfologia do crânio e da mandíbula com uma constelação de seis traços e as dimensões do seio frontal. A constelação de seis traços é constituída pela mastoide, crista supraorbital, tamanho e arquitetura do crânio, extensões zigomáticas, abertura nasal e ângulo goníaco da mandíbula.[121]

TVevz7/e c/ a/ constatou que o sexo podia ser previsto corretamente em 96% dos casos, utilizando diferentes características do crânio e da mandíbula, e afirmou que a determinação do sexo utilizando apenas estes seis traços apresentava uma precisão de 94%.[135]

7) Dimensões do seio frontal - Os seios paranasais são espaços aéreos revestidos por mucosa dentro dos ossos da face e do crânio.[121]

Os seios frontais estão situados entre as lâminas interna e externa do osso frontal. Os seios frontais estão ausentes à nascença e desenvolvem-se completamente por volta dos 8 anos, atingindo o seu tamanho máximo após a puberdade. Os seios frontais são parâmetros importantes na determinação do sexo, uma vez que apresentam uma diferença distintiva em termos de forma, medidas e simetria.[121] *Uthmcm et al*, no seu estudo da evolução dos seios frontais e das medidas frontais utilizando tomografia computorizada em espiral de noventa doentes, concluíram que as medidas dos seios frontais são uma ajuda valiosa na diferenciação dos sexos e afirmaram que a inclusão de medidas do crânio juntamente com as medidas dos seios frontais melhorava a exatidão.[136] ZYA/M/w/' et a/ mostraram valores médios mais elevados de altura, largura e área dos seios frontais no sexo masculino do que no sexo feminino.[137]

B.   Análise de tecidos moles-

A análise dos tecidos moles inclui o estudo das impressões labiais (cheiloscopia) e o estudo dos padrões das rugas palatinas (rugoscopia),[121] que serão abordados mais adiante.

ANÁLISE MOLECULAR-

Uma vez que os padrões morfológicos variam com o tempo e com factores externos, o método mais adequado para a identificação do sexo é a análise molecular do ADN. O ADN extraído dos dentes de uma pessoa não identificada pode ser comparado com as amostras de ADN antemortem.[25]

O ADN pode ser obtido por trituração criogénica ou um método menos destrutivo para o isolamento do ADN envolve a abertura dos canais radiculares e a raspagem da área da polpa com uma agulha médica dentada.[121]

O ADN extraído pode ser analisado por vários métodos, como o polimorfismo de comprimento de fragmentos de restrição, a reação em cadeia da polimerase (PCR) e os microarrays.[121]

1)   Determinação do sexo utilizando os Corpos de Barr - O sexo pode ser determinado pelo estudo dos cromossomas X e Y nas células que não estão em divisão ativa. A presença ou ausência do cromossoma X pode ser estudada a partir de esfregaços bucais, biopsia da pele, sangue, cartilagem, bainha da raiz do cabelo e polpa dentária.[121] Isto também pode ser feito no ADN extraído da dentina. O ADN extraído é depois sujeito à Reação em Cadeia da Polimerase (PCR) para efeitos de determinação do sexo.[121]

A determinação do sexo foi efectuada através da identificação da presença de **corpos de Barr** ou cromatina sexual da polpa humana.[138] O corpo de Barr é uma cromatina X profundamente corada, uma massa intranuclear que se encontra normalmente contra a membrana nuclear nas fêmeas. O método para o efeito foi concebido por A//'/' *e* Bertram.[139] Como os corpos de Barr são vistos com o núcleo, podem ser visualizados por vários procedimentos especiais de coloração, como a coloração de Papanicolaou.[121]

Após a morte, a polpa persiste durante períodos variáveis, dependendo da humidade e da temperatura em que o tecido permaneceu, mas observou-se que a determinação do sexo a partir da polpa dentária humana em cadáveres é possível até um período médio de 4 semanas.[140]

Whittaker etal determinou o sexo a partir de tecido pulpar necrótico corado com mostarda de quinacrina utilizando cromossoma Y fluorescente para testar a masculinidade e afirmou que até 5 semanas a determinação do sexo pode ser feita com elevado grau de precisão.[141]

Verificou-se que, em casos de incêndios, colisões de grande impacto, fragmentação por explosão e traumatismos térmicos, é impossível determinar o sexo dos restos mortais através de outros métodos, exceto o método da polpa acima referido. As células do tecido da polpa ficam firmemente incorporadas na matriz de fibrose seca.[121]

Podem ser obtidos resultados negativos em determinadas condições patológicas, uma vez que estas podem estar associadas a variações no tamanho e na forma dos corpos de Barr.[121]

2)   Determinação do sexo utilizando corpos F - O cromossoma Y contém **corpos F**. Estes F-bodies podem ser utilizados para identificar o sexo.[121] *Caspersson et al* sugeriram que os corpos em F podem ser utilizados em medicina legal para a determinação do sexo.[142]

Seno e Ishizu realizaram a deteção do cromossoma Y nos núcleos da polpa dentária. O resultado do estudo foi que mais de 30% do tecido pulpar masculino apresentou positividade para Corpos F. Os corpos F podem ser examinados mesmo em dentes com apenas 5 meses após a extração.[143]

Nayar et al, no seu estudo sobre o tecido pulpar na determinação do sexo, utilizando microscopia fluorescente, concluíram que a determinação do sexo por coloração fluorescente do cromossoma Y é uma técnica fiável em dentes com polpas saudáveis ou com cáries no esmalte ou até metade da extensão da dentina. Os dentes com cáries envolvendo a polpa não podem ser utilizados para a determinação do sexo.[144]

3)   Determinação do sexo utilizando a região do gene Y- A abreviatura de **SRY** é o **gene da região determinante do sexo "Y".** Este gene codifica a proteína da região determinante do sexo Y, que é responsável pelo desenvolvimento do indivíduo do sexo masculino.[121] As mulheres têm 2 cromossomas X (46XX) e os homens têm IX e 1 cromossoma Y (46XY). A SRY está localizada no braço curto (p) dos cromossomas Y, na posição 11.3.[121] Por conseguinte, as sequências específicas do cromossoma Y podem ser utilizadas como uma técnica biomolecular para determinar o sexo.[25] A utilização de iniciadores com repetições curtas em tandem (STR) do locus de determinação do sexo (SRY) exclusivo dos indivíduos do sexo masculino e a sua presença numa amostra constitui uma prova positiva fiável.[145]

George et al/ identificaram o género através da amplificação do gene SRY utilizando PCR em tempo real a partir de células epiteliais isoladas da prótese parcial removível. Concluíram que as próteses acrílicas coradas com saliva podem atuar como fonte de ADN forense e que a co-amplificação do gene SRY com outros marcadores de tipagem sexual de rotina permitirá uma identificação inequívoca do género.[146]

Reddy et al estudaram as células epiteliais aderentes à escova de dentes como fonte de ADN para a determinação do sexo utilizando a PCR em tempo real. Todas as amostras masculinas do seu estudo apresentaram resultados positivos e, das 15 amostras femininas, quatro foram erradamente identificadas como masculinas.[147]

Podem ser obtidos resultados falsos positivos em determinadas síndromes, microquimerismo materno-fetal e sexo diferente entre o dador e o recetor durante o transplante (quimerismo)[121]

4)   Determinação do sexo a partir das proteínas do esmalte - A amelogenina (AMEL) é *a* principal proteína matricial encontrada no esmalte humano durante a amelogénese. O esmalte humano em desenvolvimento tem cerca de 30% de proteínas, 90% das quais são AMELs. O gene AMEL está envolvido na formação da AMEL.[121] Tem diferentes padrões de expressão em machos e fêmeas e pode ser utilizado para a determinação do sexo utilizando técnicas de ADN.[140]

Mblon c/ a/ foi o primeiro a sequenciar o gene da amelogenina. A sequência de nucleótidos da Amelogenina é diferente para homens e mulheres.[148]

Nos homens existem dois genes AMEL diferentes, um localizado no cromossoma X e outro no cromossoma Y. No entanto, as fêmeas têm dois genes AMEL idênticos localizados no cromossoma X.[149] O gene AMEL X está presente em 106 bps e o AMEL Y está presente em 112 bps do ADN. Este facto pode ser utilizado para determinar o sexo dos restos mortais com amostras muito pequenas de ADN.[135]

No entanto, de acordo com *Michciel e Brauner,* o teste de amelogenina para a determinação do sexo necessita de uma interpretação cautelosa.[150]

TÉCNICAS AVANÇADAS-

1) Determinação do sexo utilizando a reação em cadeia da polimerase (PCR) - A reação em cadeia da polimerase é um método de amplificação de pequenas quantidades de sequências-alvo relativamente curtas de ADN, utilizando iniciadores de oligonucleótidos específicos da sequência e Taq DNA polimerase termoestável.[121] Um procedimento que utiliza Chele x 100, resina quelante, foi adaptado para extrair ADN da polpa dentária.[121]

Num estudo realizado por Tswc/nmoc/n *et al* utilizaram o método Chelex para extrair ADN da polpa dentária e amplificaram-no com PCR e tipagem nos loci do cromossoma Y para determinar os efeitos da temperatura na determinação do sexo dos dentes.[151]

ЯанаоЛа *amdMinagucXi* efectuou um estudo para determinar o sexo a partir do sangue e dos dentes através da amplificação por PCR da família de satélites alpóides, utilizando a amplificação de sequências específicas de X (131 pb) e Y (172 pb) nos machos e de sequências específicas de Y nas fêmeas. Demonstrou ser um método útil para determinar o sexo de um indivíduo.[152]

Sivagami m al preparou ADN de dentes por ultra-sons e, após amplificação por PCR, obteve 100% de sucesso na determinação do sexo do indivíduo.[153]

Um conhecimento aprofundado e a utilização das provas adequadas do local forense, juntamente com os métodos acima referidos, permitem uma identificação correcta do sexo do indivíduo.[121]

3A.e IDADE

PREVISÃO

ESTIMATIVA DE IDADE

A apresentação de uma estimativa da faixa etária do indivíduo é um passo importante para os cientistas forenses, pois é uma informação crucial que ajuda na identificação.

A estimativa da idade pode tornar-se necessária porque todas as pessoas, vivas ou mortas, têm o direito de ser identificadas por várias razões:[154]

1.   A necessidade de uma pessoa viva para a estimativa da idade surge no caso-[154]

a)   a certidão de nascimento não está disponível ou os registos são duvidosos

b)   para determinar a idade de um jovem ou adulto para efeitos de responsabilidade penal

c)   em caso de casamentos ilegais

2.   A pessoa morta requer uma estimativa de idade durante-[154]

a) identificação de vítimas de catástrofes b) estimativa da idade do feto abortado

História da estimativa de idade-

A primeira tentativa foi feita em Inglaterra para utilizar os dentes como um indicador para estimar a idade. No início do século XIX, devido à depressão económica, o trabalho juvenil e a criminalidade eram problemas sociais graves. Um dentista chamado *Edwin Saunders* foi o primeiro a publicar informações sobre as implicações dentárias na avaliação da idade, apresentando um panfleto intitulado "teeth a test of age" ao parlamento inglês em 1837.[154]

Os dentes estão entre as ferramentas mais fiáveis no processo de identificação da idade[53] , especialmente na primeira e segunda décadas. As fases de desenvolvimento podem ser consideradas como um dos indicadores mais fiáveis na avaliação da idade da vítima. As fases de desenvolvimento da dentição e do esqueleto craniofacial estão bem estabelecidas. Quaisquer perturbações durante este período produzem alterações nestes tecidos e servem de registo permanente ao longo da vida.[155]

Mesmo após o desenvolvimento completo da dentição e do esqueleto craniofacial, ocorrem determinadas alterações físicas, químicas e biológicas que contribuem para a estimativa da idade.[154]

Foram criados e testados vários métodos para estimar a idade. Entre eles estão os exames físicos que utilizam[154]

• medidas antropométricas

• maturação do esqueleto

• estimativa da idade dentária

• uma combinação de desenvolvimento dentário e medidas antropométricas

- e uma combinação de erupção esquelética e dentária.

A maturidade dentária tem desempenhado um papel importante na estimativa da idade cronológica dos indivíduos devido à baixa variabilidade dos indicadores dentários.[155]

MÉTODOS DE ESTIMATIVA DE IDADE EM MEDICINA DENTÁRIA-[155]

A. De acordo com o estado de desenvolvimento da dentição:

1) Métodos aplicados à dentição de formação

2) Métodos para a dentição adulta totalmente formada

B. De acordo com a técnica de investigação:

1) **Método clínico ou visual** - A observação visual da fase de erupção dos dentes e a evidência de alterações devidas à função, como o atrito, podem dar uma estimativa aproximada da idade.[155]

2) **Método radiográfico** - A radiografia pode fornecer a fase bruta do desenvolvimento dentário da dentição.[155]

3) **Método histológico** - Os métodos histológicos requerem a preparação dos tecidos para um exame microscópico pormenorizado, que pode determinar com maior exatidão o estádio de desenvolvimento da dentição. Esta técnica é mais apropriada para situações post-mortem. Também é importante para estimar a idade do desenvolvimento precoce da dentição.[155]

4) **Análise física e química** - Foi proposta a análise física e química dos tecidos duros dentários para determinar as alterações dos níveis de iões com a idade. Embora estas técnicas ainda não sejam de grande valor para o odontologista forense, os futuros desenvolvimentos poderão proporcionar um meio auxiliar de recolha de provas de valor no contexto dentário.[155]

FACTORES UTILIZADOS PARA A DETERMINAÇÃO DA IDADE UTILIZANDO A DENTIÇÃO-[156]

1. O aparecimento de germes dentários
2. O mais antigo vestígio detetável de mineralização
3. Grau de acabamento do dente não irrompido
4. Taxa de formação do esmalte e formação da linha neonatal
5. Erupção clínica
6. Grau de conclusão das raízes dos dentes erupcionados
7. Grau de reabsorção dos dentes decíduos
8. Atrição da coroa
9. Formação de dentina secundária fisiológica
10. Formação de cemento
11. Transparência da dentina radicular
12. Recessão gengival
13. Reabsorção da superfície radicular
14. Descoloração e coloração dos dentes
15. As alterações na composição química dos dentes e a estimativa da idade usando a dentição podem ser agrupadas em três fases

A estimativa da idade utilizando a dentição pode ser agrupada em 3 fases-[154155]

1) Estimativa da idade em crianças pré-natais, neonatais e pós-natais precoces - Os métodos histológicos são utilizados para avaliar a fase de desenvolvimento dos dentes durante o período de permineralização. Alguns dos métodos histológicos podem detetar a mineralização precoce 12 semanas antes de ser detetável nas radiografias.[154]

A mineralização da dentição decídua começa de dois a quatro meses no útero. Os dentes decíduos começam a calcificar aproximadamente às 12-14 semanas in utero e a formação do esmalte de todos os dentes decíduos está normalmente concluída no primeiro ano. Entre os dentes permanentes, o primeiro molar começa a calcificar por volta da altura do nascimento. A estimativa da idade neste grupo de indivíduos pode ser muito exacta.[58]

a) **Linha neonatal** - A linha neonatal é considerada como um **indicador de nascimento**. As linhas neonatais estão presentes tanto no **esmalte como** na **dentina** dos dentes decíduos e dos primeiros molares permanentes, indicando o desenvolvimento durante o período de transição **entre os ambientes**

intrauterino e extrauterino e formam-se devido ao abrandamento da taxa de crescimento do prisma do esmalte e da dentina, "criando assim uma linha de demarcação aparente". Assim, pode ser utilizado para avaliar a quantidade de formação de esmalte e dentina pré e pós-natal.[58,154,155]

A linha neonatal pode demorar até 3 semanas após o nascimento a formar-se. Por conseguinte, pode produzir-se um resultado falso se se concluir que a ausência de linha neonatal indica um nado-morto. O que é certo, porém, é que se a linha neonatal estiver presente, a criança estava viva à nascença. A estimativa da idade neste grupo etário pode ter implicações legais em caso de feticídio e infanticídio.[58]

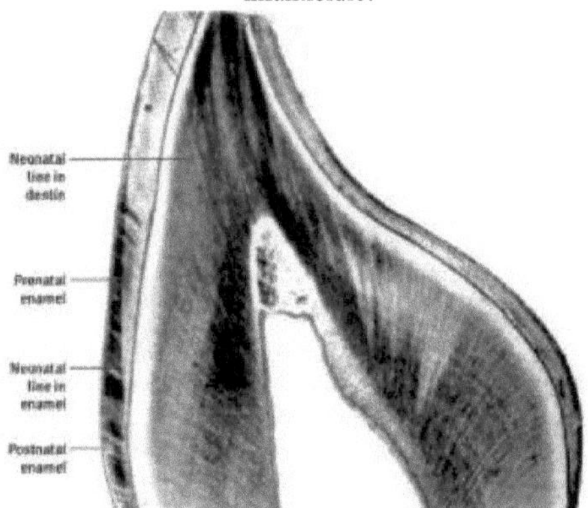

Fig 3A.el- Linhas neonatais no esmalte e na dentina (Fonte: Orbans)

b)   Linhas incrementais de Von Ebner e linhas de contorno de Owen- No esmalte estão presentes as linhas incrementais da dentina de Von Ebner e as linhas de contorno de Owen. Estas linhas são utilizadas para estimar a idade dos recém-nascidos ou dos fetos aquando da morte.[154,155]

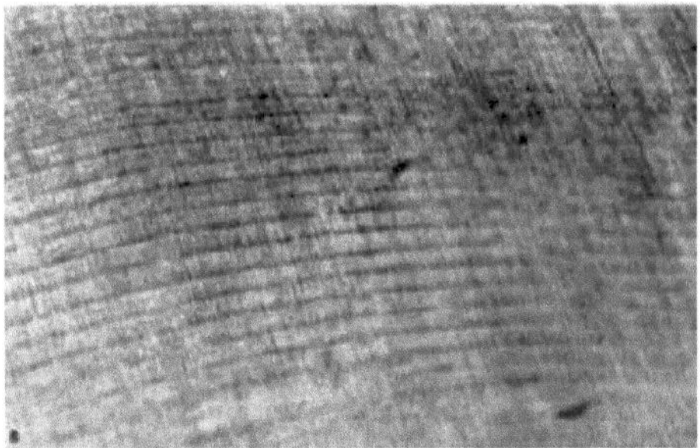

Fig 3A.e2- Linhas incrementais de Von Ebner

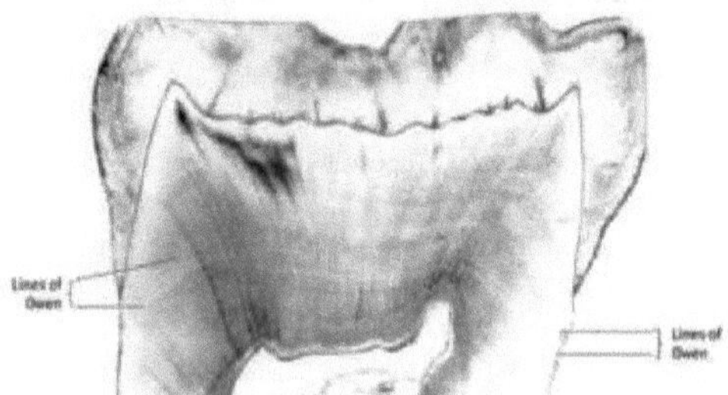

Fig 3A.e3- Linhas de contorno de Owen

c) Linhas incrementais de Retzius - As linhas incrementais de Retzius são causadas pela variação na mineralização rítmica dos prismas de esmalte. Estes padrões rítmicos podem ser alterados por vários factores externos, como distúrbios metabólicos, de modo a que as linhas apareçam mais próximas ou os períodos de repouso sejam prolongados.[58,154]

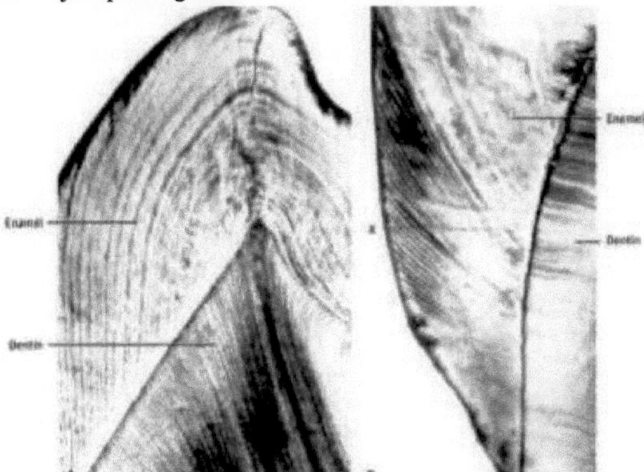

Fig 3A.e4- Linhas incrementais de Retzius (secção longitudinal)

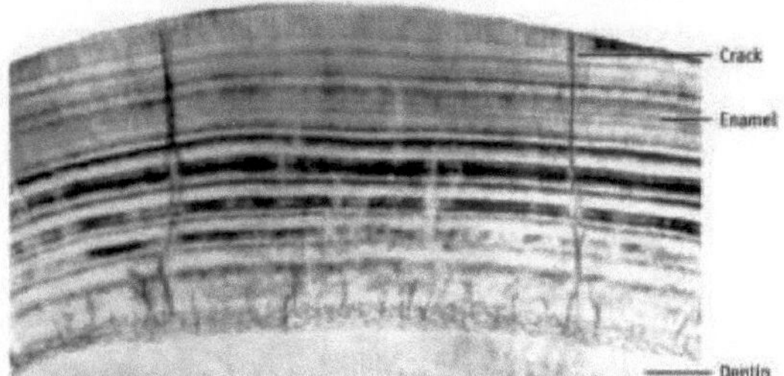

Fig 3A.e5- Linhas incrementais de Retzius (secção transversal)

d) Linha de Regressão - *o ntabk* forneceu uma linha de regressão através do gráfico do peso dos tecidos dentários em crescimento em função da idade. Trata-se de um método simples utilizado em espécimes esqueletizados em que é medido o peso seco das cúspides dentárias mineralizadas do incisivo central decíduo, do incisivo lateral e do primeiro molar. Através da pesagem dos espécimes dentários, é possível obter a idade do desconhecido desde os 5 meses in-utero até à idade pós-natal até aos 7 meses.3 O peso combinado dos dentes numa criança aos 6 meses de idade é de cerca de 60 mg, 0,5 g num recém-nascido e 1,8 g aos 6 meses após o nascimento.[58,154,155]

a. **Linhas incrementais devidas a medicamentos e elementos** - Certos medicamentos como a tetraciclina e elementos como o chumbo, o estrôncio e o flúor produzem linhas incrementais características. Estas linhas incrementais ajudarão a determinar a idade da morte. Estas linhas podem ser estudadas através de uma secção dos dentes.[154]

A administração terapêutica de tetraciclinas, fármacos antibióticos amplamente utilizados, marca permanentemente camadas de dentina que estão a calcificar ao mesmo tempo. A presença de camadas de dentina marcadas com tetraciclina nos dentes de indivíduos de uma investigação científica forense pode ser utilizada para a individualização de espécimes, bem como para fornecer informações sobre a idade do indivíduo.

Quando comparadas com registos médicos, as camadas de dentina marcadas com tetraciclina podem também ajudar a estabelecer a identidade do indivíduo.[155]

a) Estimativa da idade em crianças e adolescentes - A erupção dentária e a calcificação dentária são os dois eventos que podem ser utilizados para medir a idade dentária em crianças e adolescentes. As evidências radiográficas da formação da coroa e da conclusão da raiz têm sido utilizadas para este grupo etário e podem ser mais pormenorizadas sobre as várias fases de mineralização.[157]

O número e a sequência dos dentes erupcionados podem determinar razoavelmente a idade de um indivíduo e é um método clínico conveniente, uma vez que envolve a avaliação visual dos dentes presentes na boca e requer poucos conhecimentos ou equipamento. A utilização da erupção dentária para estimar a idade deve, no entanto, ser limitada aos dentes decíduos. A sua erupção está sob controlo genético e é relativamente regular, começando aproximadamente aos 6 meses após o nascimento e terminando por volta dos 21 anos e meio. Por outro lado, os padrões de erupção dos dentes permanentes estão sob influência do ambiente intra-oral e são afectados por infecções, espaço na arcada e perda prematura de dentes.[58]

Por conseguinte, a avaliação de radiografias para avaliar a calcificação da dentição permanente é uma alternativa mais exacta para a estimativa da idade, uma vez que:[58]

o A calcificação dos dentes pode ser observada nas radiografias durante um período de vários anos

o Não é alterada por factores locais, tais como falta de espaço, retenção excessiva de dentes decíduos

o O estudo da calcificação dentária permite também avaliar a idade nos períodos em que não há erupção dentária (2^-6 anos e >12 anos)

De facto, a calcificação dentária é considerada como um dos métodos mais adequados para estimar a idade para procedimentos criminais. As técnicas utilizadas são simples e fáceis de dominar, mesmo para o dentista inexperiente. Além disso, a estimativa da idade neste grupo é relativamente exacta, uma vez que está disponível um número de dentes que passam por várias fases de calcificação. Assim, a calcificação dentária tem sido aceite como um melhor indicador da idade nas duas primeiras décadas de vida.[58]

a) **Gráfico *de Schour e Massleas*** - Esta foi a primeira tentativa feita para estudo da estimativa da idade dentária. Esta tabela permite uma comparação direta com as radiografias. Descreve 20 etapas cronológicas do desenvolvimento dentário a partir dos 5 meses IU até aos 21 anos de idade.

A tabela, ou atlas, baseia-se em secções histológicas e permite comparações directas com radiografias.[154,155]

Os gráficos foram melhorados por *Ubelaker,* que incluiu dados de estudos populacionais adicionais. O desenvolvimento dentário de homens e mulheres foi combinado e cada fase inclui a quantidade de variação de idade.[58]

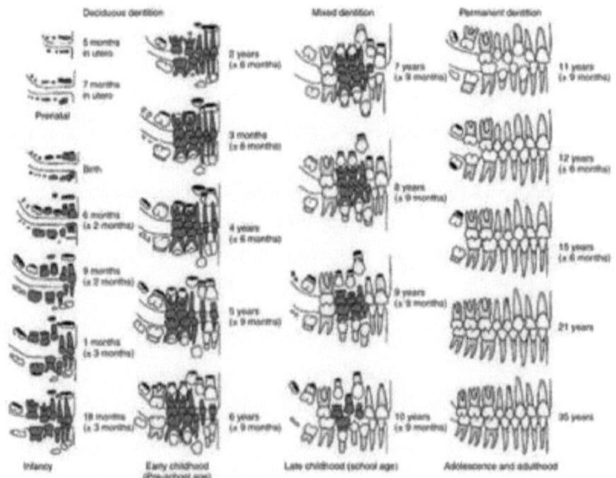

Fig 3A.e6- Gráfico *de Schour e Massler*
de Schour e Massler

b) ***Willems G et al-*** Desenvolveram um método de estimativa de idade que utilizava ***um*** sistema de pontuação. Neste método, sete dentes mandibulares do lado esquerdo foram divididos em oito estágios, e o escore de maturidade foi avaliado.[154155]

c) **Método *de Demirjian - dkiiurjictn*** e colaboradores desenvolveram um método de estimativa de idade que avalia os dentes inferiores do lado esquerdo. O método é a técnica mais utilizada para avaliar a idade em crianças e adolescentes, devido à descrição pormenorizada e às ilustrações radiográficas das fases de desenvolvimento dos dentes, bem como à sua relativa simplicidade.[154155]

Embora o método originalmente excluísse o terceiro molar, foi feita uma modificação para incluir este dente. No método modificado, a calcificação dos dentes foi dividida em 10 estágios e numerada de 'O' a '9'. Com base na quantidade de calcificação visível na radiografia, cada dente recebe um estágio de desenvolvimento apropriado.[58,158]

o **Fase 0-** Indica que a formação dos dentes ainda não começou

o **Fase 1-** Fase de cripta, criptas ósseas vistas sem germe dentário no interior

        o **Fase 2-** Pontas de cúspides mineralizadas, ainda não coalescidas

o **Fase 3-** Fusão dos pontos de mineralização, o contorno da superfície oclusal é reconhecível

o **Fase 4-** A formação do esmalte está concluída na superfície oclusal e a formação da dentina começou. A câmara pulpar é curva e não são visíveis cornos pulpares

o **Fase 5-** A formação da coroa foi concluída até ao nível da junção esmalte-cemento. A formação da raiz foi iniciada

o **Estágio 6-** O comprimento da raiz permanece mais curto do que a altura da coroa. As paredes da câmara pulpar são rectas e os cornos pulpares tornaram-se mais diferenciados do que na fase anterior. Nos molares, a bifurcação radicular começou a calcificar

o **Estágio 7 -** As paredes da câmara pulpar formam agora um triângulo isósceles e o comprimento da raiz é igual ou maior que a altura da coroa. Nos molares, a bifurcação desenvolveu-se o suficiente para dar às raízes uma forma distinta

o **Estágio 8 -** As paredes do canal radicular estão agora paralelas, mas a extremidade apical ainda está parcialmente aberta

o **Fase 9 -** A extremidade apical do canal radicular está completamente fechada e a membrana periodontal é uniforme à volta da raiz e do ápice

Dependendo do estágio de desenvolvimento, a cada dente é atribuída uma "pontuação de maturidade" correspondente. Tendo em conta as diferenças no desenvolvimento dos dentes entre machos e fêmeas, foram atribuídas pontuações de maturidade separadas para cada sexo. A pontuação atribuída a cada um dos oito dentes é adicionada e obtém-se uma pontuação total de maturidade (S). O total é substituído em fórmulas de regressão para obter a idade.[58]

As seguintes fórmulas podem ser utilizadas para estimar a idade dos índios:[58]

o **Homens: Idade = 27,4351 - (0,0097 X S^2) + (0,000089 X S)^3**

o **Mulheres: Idade = 23,7288 - (0,0088 X S^2) + (0,000085 X S)^3**

Estas fórmulas foram desenvolvidas por *Acharya* numa amostra indiana de 461 indivíduos com idades compreendidas entre os *d* e os 25 anos. Esta adaptação de um método estrangeiro à amostra local é normalmente necessária e aumenta potencialmente a exatidão da previsão da idade. O erro absoluto médio destas fórmulas na estimativa da idade é de cerca de 1,43 anos, sendo capazes de calcular a idade com uma diferença de 1 ano em relação à idade real.[58]

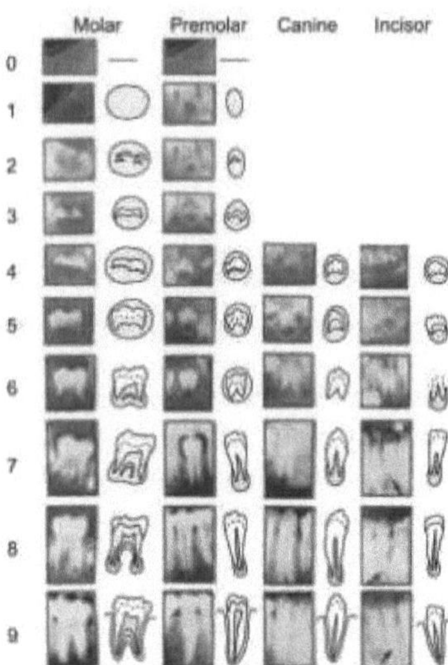

Fig 3A.e7- Método *de Demirjian*

d)   **Terceiros Molares** - Embora o terceiro molar seja um valioso indicador de idade na faixa etária de 16 a 22 anos, quando todos os outros dentes já se desenvolveram completamente, a sua precisão na estimativa da idade é influenciada pela sua variação relativa no tempo de formação.[154] *Gunst* e colaboradores sublinham a sua importância, particularmente devido à relativa imprecisão dos preditores esqueléticos da idade neste grupo etário. Entre os dentes, nessa idade, o terceiro molar é quase sempre o único que ainda está em processo de calcificação. Em particular, o desenvolvimento do terceiro molar é importante para determinar se um indivíduo é um jovem (<18 anos) ou um adulto (>18 anos).[155]

Em muitos países, incluindo a Índia, 18 anos é o limiar a partir do qual a lei considera que um indivíduo atingiu a idade adulta, o que tem implicações jurídicas importantes. Por exemplo, a Lei de Alteração da Justiça Juvenil (Cuidados e Proteção das Crianças), de 2006, estabelece que um "jovem em conflito com a lei" (ou seja, um jovem que alegadamente cometeu um delito) não pode ser condenado à morte ou à prisão perpétua ou ser internado numa prisão. Em vez disso, os Conselhos de Justiça Juvenil exercem poderes em relação a esses indivíduos, que só podem incorrer em aconselhamento em grupo, serviço comunitário, pagamento de multa ou ser remetidos para um lar especial, geralmente por 3 anos ou até ao momento em que atingem o estatuto de adulto.[58]

A estimativa da idade pode ser medida utilizando terceiros molares inferiores em que a parte formada da raiz é digitalizada, mas a precisão da estimativa da idade foi ligeiramente inferior em comparação com o método padrão.[154] *Acharya* aplicou a classificação de *Demirjian* ao terceiro molar mandibular numa amostra indiana e verificou que este dente previu corretamente o estatuto juvenil/adulto em 73,2% dos casos. Isto implica que pouco mais de um quarto dos indivíduos que necessitam de ser certificados como jovens/adultos podem ser classificados no grupo etário errado. Por conseguinte, os terceiros molares devem ser utilizados com a devida diligência.[58]

b)   **Estimativa da idade em adultos** - Cada dente possui um conjunto de características únicas denominadas **"características da classe do dente"** que constituem a base da identificação. Estas características podem ajudar a fazer uma estimativa quase exacta da idade da vítima.[156]

A maioria dos métodos utilizados em adultos recorre a várias alterações regressivas dos tecidos duros e moles dos dentes.[154159]

c) **Método de** *Gustafson* - Em 1950, *Guormsoa* criou uma fórmula através do estudo das alterações que ocorrem nos dentes individuais e calculou a idade utilizando 6 parâmetros, nomeadamente[58]

o Atrito

o Migração apical do ligamento periodontal

o Deposição de dentina secundária

o Aposição cimental

o Reabsorção radicular

o Transparência da dentina radicular

A fórmula derivada foi **Idade = 11,43 + 4,56 x**, em que x é a pontuação total e conseguiu estimar a idade com alguma exatidão. Verificou-se que um aumento da pontuação total corresponde a um aumento da idade. O erro médio com este método foi de 3,6 anos.[58,160]

Pillai e Bhaskar aplicaram o método *de Gustafson* a uma população indiana e obtiveram uma taxa de erro média de cerca de ± 8 anos, em comparação com o método original de Gustafson, que deu um erro de apenas ± 3,6 anos. Este facto pode ser o resultado de uma higiene dentária variável e de hábitos como a mastigação de folhas de escaravelho e de tabaco nos indianos.[58]

d) **Modificação** *de Johanson* - Johanson modificou o método de Gustafson através de uma análise de regressão múltipla e propôs uma fórmula mais exacta para a estimativa da idade, com um erro padrão de 5,16 anos.[155]

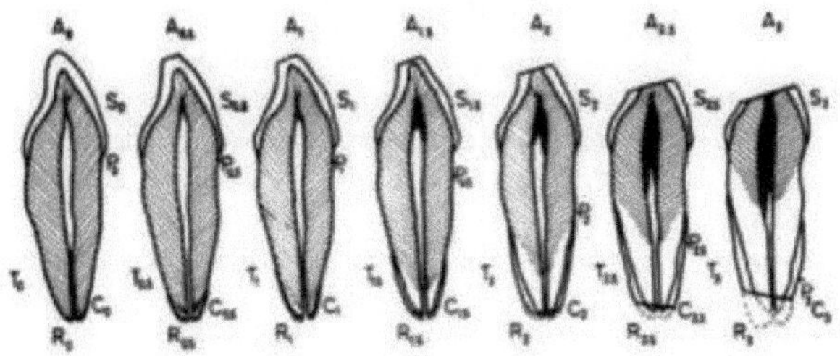

Fig 3A.e8- Modificação de Johanson do método de Gustafson

e) **Translucidez da dentina radicular** - A dentina radicular começa a tornar-se translúcida na terceira década de vida, começando no ápice e avançando em direção à junção cemento-esmalte. O diâmetro dos túbulos dentinários diminui como resultado do aumento da calcificação intra-tubular. Assim, a diferença nos índices de refração entre o material orgânico intra-tubular e o material inorgânico extra-tubular é igualada, resultando num aumento da translucidez da dentina afetada. A translucidez da dentina é a que melhor contribui para a estimativa da idade entre as seis variáveis de *Gustafson*. Por isso, vários investigadores concentraram-se na utilização desta variável isoladamente para estimar a idade.[58]

Bang e Ramm mediram o comprimento da translucidez em indivíduos de diferentes idades e relataram que havia um aumento previsível da translucidez radicular com o avançar da idade. Sugeriram a medição da translucidez (vista do lado proximal do dente) a partir do seu limite apical até à junção da zona translúcida e não translúcida da dentina, aproximadamente a meio caminho entre a superfície da raiz e o canal radicular; se o comprimento da translucidez (T) for diferente nos lados vestibular/labial e lingual/palatino, são efectuadas medições separadas e calculada a média. Outra abordagem desenvolvida por *Acharyu* mede o comprimento máximo da translucidez, independentemente dos lados vestibular ou lingual (ou seja, a distância máxima entre a extensão apical e coronal da translucidez dentinária da raiz), utilizando um programa informático como o Adobe Photoshop. A fórmula desenvolvida por ele para estimar a idade em indianos usando a translucência é a seguinte[58]

Idade = 33,39 + (2,812 X T)

Esta fórmula produziu estimativas de idade ligeiramente mais exactas do que a utilização da translucidez média dos lados vestibular e lingual, como sugerido por *Bang e Ramm.*[58]

A translucidez pode ser medida tanto em dentes extraídos intactos como em secções esmeriladas de dentes, embora estas últimas proporcionem uma melhor clareza. A medição da translucência é uma abordagem conveniente para a estimativa da idade post-mortem e até mesmo um examinador inexperiente pode aplicá-la.[58] No entanto, uma grande desvantagem é que a junção entre as zonas translúcidas e não translúcidas pode, por vezes, ser altamente irregular, dificultando a medição do comprimento.[58]

Nesses casos, a área de translucência (TA) pode ser medida (em mm^2), novamente utilizando um programa de software como o Photoshop e substituída numa fórmula, **Idade= 38,36 + 1,06 X TA,** para estimar a idade.[58]

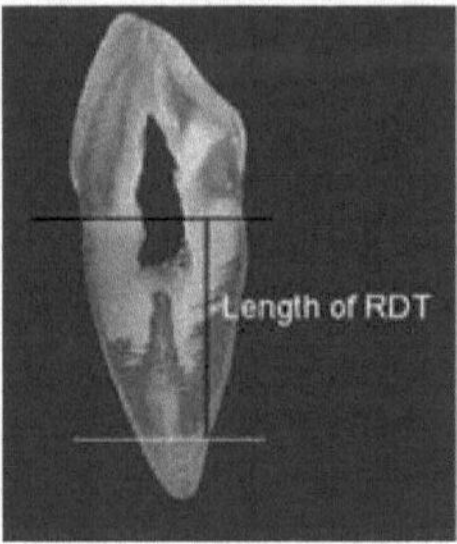

Fig 3A.e9- Translucidez da dentina radicular

f)   **Linhas incrementais de cemento -** *Kagerer e Grupe* sugeriram a possibilidade de estimar a idade a partir de linhas incrementais de cemento acelular. Isto faz uso de secções transversais mineralizadas e não coradas de dentes. Os autores afirmam que a precisão da estimativa de idade está dentro de ±2 a ±3 anos da idade real 24.[58]

Th/enzweZa e colaboradores acreditam que a aposição de cemento é particularmente promissora para restos de esqueletos envelhecidos.[58]

Um estudo realizado por *Radz e Radlanski,* no entanto, questionou o uso da contagem de linhas incrementais de cemento para estimativa de idade. Os autores consideraram difícil obter contagens repetíveis de linhas de cemento na mesma área de uma secção de dente. Verificou-se que alguns dentes apresentavam diferenças acentuadas no número de linhas incrementais em diferentes secções do mesmo

dente, bem como em diferentes regiões da mesma secção. Além disso, o estado patológico do periodonto pode comprometer a precisão do envelhecimento.[58]

Os métodos acima referidos para estimar a idade em adultos requerem a extração, seccionamento e possível destruição dos dentes. Embora isto seja viável em indivíduos mortos, não é prático (e possivelmente não é ético) em adultos vivos. Como alternativa, pode ser utilizada uma técnica radiográfica "não destrutiva". A radiografia também pode ser utilizada para avaliar a idade dos mortos, uma vez que as casas mortuárias dispõem geralmente do equipamento necessário.[58]

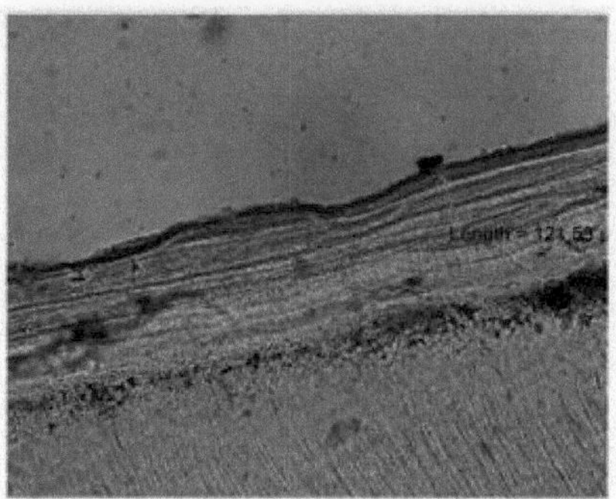

Fig 3A.e10- Linhas incrementais de cemento

g) Rácio entre a área da polpa e a área do dente - Medição da área da polpa

A razão entre a câmara/canal radicular e a área do dente dos caninos nas radiografias e o cálculo da sua proporção é conhecida como razão polpa-área do dente (RTP).

O método baseia-se no princípio da deposição de dentina secundária relacionada com a idade e, à medida que a idade aumenta, a área da câmara pulpar/canal radicular diminui, o que se reflecte na diminuição da relação entre a área da polpa e a área do dente.[58]

O rácio é calculado para compensar e contornar a ampliação da imagem nas radiografias e a angulação entre o feixe de raios X e a película/sensor.[58]

Babshet e colaboradores verificaram que as fórmulas indianas personalizadas previam a idade com mais exatidão do que as fórmulas italianas originais. (A fórmula italiana baseava-se em *Cameriere:*) Por conseguinte, a seguinte fórmula de regressão linear pode ser utilizada em indianos:[58]

Idade = 64,413 - (195,265 X PTR)

Esta fórmula produziu um erro médio de aproximadamente 10,76 anos, uma taxa de erro que se aproxima do que pode ser considerado "aceitável" em

estimativa de idade forense.[58]

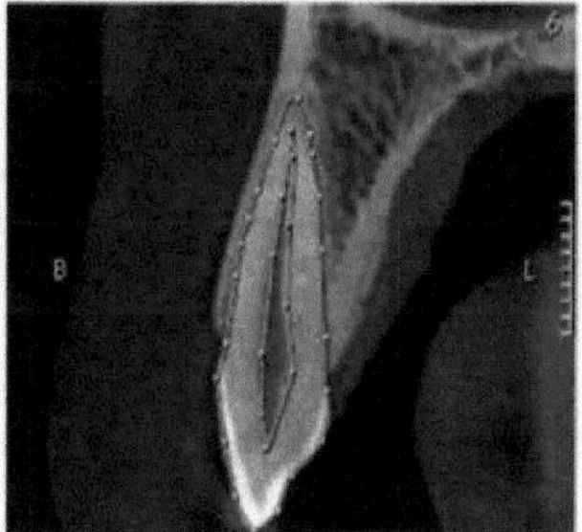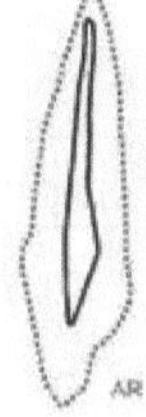

Fig 3A.e11- Rácio entre a área da polpa e a área do dente

TÉCNICAS AVANÇADAS-

Podem ser utilizados vários métodos baseados no ADN para estimar a idade humana, tais como os baseados no comprimento dos telómeros, no ARNm, no rearranjo do ADN ou sjTREC e na racemização do aminoácido aspártico (Asp), que diminuem com o aumento da idade.[161]

a) Comprimento dos telómeros - Os telómeros estão localizados nas regiões terminais dos cromossomas e protegem as extremidades dos cromossomas. O encurtamento dos telómeros conduz à senescência celular, caracterizada pela incapacidade da célula para se replicar.[162]

A medição do comprimento dos telómeros para estimar a idade humana foi publicada pela primeira vez utilizando a técnica Southern blot.

O erro registado com esta técnica foi de aproximadamente 10 anos, pelo que a abordagem baseada no comprimento dos telómeros não é suficiente na prática forense devido à elevada margem de erro.[163]

b) Marcadores de ARNm - Ao identificar os marcadores de ARNm através do rastreio de microarray e validando-os com o perfil TaqMan qRT-PCR, os resultados podem fornecer uma previsão da idade. O MAD para a previsão da idade com base na metilação do ARNm foi de cerca de 9 anos.[163]

c) Níveis de sjTREC - Os níveis de sjTREC no sangue diminuem com o aumento da idade.

Os sjTRECs são moléculas de ADN episomal, subprodutos de rearranjos somáticos das células T nos loci dos receptores das células T para reconhecer uma vasta gama de antigénios estranhos. Estas moléculas não se replicam e perdem-se progressivamente durante as divisões celulares subsequentes.[163]

A margem de erro para a previsão da idade com base no sjTREC é de 9-10 anos, mais uma vez superior aos 4-5 anos para a previsão da idade com base na metilação do ADN.[163]

Os métodos baseados na sjTREC só são aplicáveis a *uma* gama limitada de tecidos em condições específicas (amostras de sangue fresco e tecidos de cadáveres frescos) e não satisfazem os requisitos de robustez sob factores ambientais variáveis e de um modelo de estimativa preciso.[163]

d) Racemização de asp - A racemização é uma reação cinética de primeira ordem em que o aminoácido muda da forma levo (L) para a forma dextro (D).[163]

O aminoácido aspártico (Asp) é um composto proteico presente em muitos tecidos humanos, incluindo os dentes. O Asp é mais propenso à racemização, que é uma alteração opticamente ativa devido a uma disposição assimétrica do átomo de carbono. O Asp tem a taxa de reação de racemização mais elevada de todos os aminoácidos.[163]

Na cartilagem, no osso e nos dentes, a acumulação de turnover da forma D prossegue a uma taxa linear dependente da temperatura baixa com a idade. O rácio de D/L pode ser utilizado para estimar a idade cronológica. Na dentina, a idade cronológica estimada foi prevista com um erro de aproximadamente 3 anos.[163]

e) Metilação do ADN - Os métodos baseados na metilação do ADN desenvolveram-se rapidamente desde a publicação dos primeiros estudos relevantes sobre a metilação do ADN e a estimativa da idade.[163]

Os estudos que compararam a estimativa da idade com base na metilação do ADN com outros métodos mostraram que o erro na previsão da idade por metilação do ADN era de cerca de 4 anos.[163]

A combinação de sjTRECs e de metilação do ADN apresentou uma precisão preditiva ainda mais elevada, com uma discrepância de cerca de 3,3 anos, enquanto um conjunto combinado de cinco marcadores de metilação do ADN e um marcador de ARNm deu uma discrepância de 4,6 anos.[163]

De acordo com o aumento da idade, a hipometilação do ADN aumenta na distribuição do genoma (afectando regiões intrónicas, exónicas, promotoras e intergénicas) ou, por outras palavras, o nível global de ADN genómico metilado diminui à medida que *a* pessoa envelhece.

No entanto, a metilação do ADN também é suscetível a variações de reprodutibilidade nos ensaios, de acordo com o tipo de tecido utilizado na análise, porque algumas das marcas de metilação 5mC no ADN são específicas.[163]

3 A.f RAÇA DETERMINAÇÃO

DETERMINAÇÃO DA RAÇA

Do ponto de vista físico, os seres humanos são uma espécie diversificada. Esta diversidade resulta de influências genéticas, bem como de factores ambientais como o clima e a localização geográfica. Por conseguinte, as pessoas do mundo têm um aspeto diferente.[58]

A determinação do sexo e da ascendência pode ser avaliada a partir da forma e do formato do crânio.

Geralmente, a partir da aparência do crânio, os dentistas forenses podem determinar a raça dentro dos três grupos principais:[1]

o Caucasóide

o Mongoloide   o Negroide

No entanto, esta classificação não reflecte a variação humana. Além disso, *Relethford* sublinhou que o conceito de "raça" é bastante ambíguo. Por conseguinte, pode não ser uma classificação adequada e foi rejeitado pelos antropólogos biológicos.[58]

e Tштт/er dividiram os humanos com base na origem geográfica, que é a abordagem mais aceite atualmente.[58]

A pele, o cabelo, a forma da cabeça, o tipo de rosto, os olhos, o tamanho do esqueleto do nariz e a dentição são considerados características distintivas no estudo das raças. No entanto, as características raciais não são características de diagnóstico; são consideradas como características sugestivas na determinação da origem racial do indivíduo. A diversidade humana também se estende à morfologia dentária. Os dentes são as fontes de informação mais importantes e fiáveis para as diferenciações raciais e os antropólogos dentários catalogaram esta diversidade.[164] Os dentes contêm uma grande variedade de informações morfológicas que são controladas em maior medida pelos genes do que as características do esqueleto.[165] Como resultado, pode ser possível identificar a origem da população de um indivíduo com base na dentição.[58]

As estruturas dento-antropológicas são uma parte do esqueleto para a qual as medições nos vivos após a erupção são diretamente comparáveis com os restos fósseis que sobreviveram à devastação do tempo. Podem ser utilizados **parâmetros métricos e não métricos**.[164]

Para comparar **os parâmetros métricos,** são efectuadas todas as medições - este procedimento também é designado por odontometria. Todas as medições, como a altura mesiodistal, bucolingual e da coroa, são efectuadas com paquímetros digitais e os valores médios são registados.[164]

A abordagem recomendada para este efeito é a avaliação de características dentárias **não métricas**, definidas em termos de presença (ou grau de expressão) e ausência de uma determinada caraterística. Mais de 30 características não métricas da coroa e da raiz do dente foram descritas e analisadas.[58]

Existem dados relativos aos indianos apenas para algumas características e estes foram obtidos a partir dos estudos preliminares de *Vijapurc* e colaboradores, e de *Angadi e Acharya*, numa amostra de 105 indivíduos heterogéneos.[58]

As características são:

a)   Shovelling - Presença de cristas marginais mesiais e distais proeminentes nas superfícies linguais dos dentes anteriores maxilares e mandibulares. A fossa lingual parece profunda e escavada como um reflexo secundário do desenvolvimento da crista marginal.[58]

Os incisivos centrais superiores são os dentes recomendados para observar diferenças populacionais.[58]

O "shovelling" não é comum nos índios e nos negros, mas esta condição encontra-se em cerca de 90% dos mongolóides, incluindo os esquimós.[164]

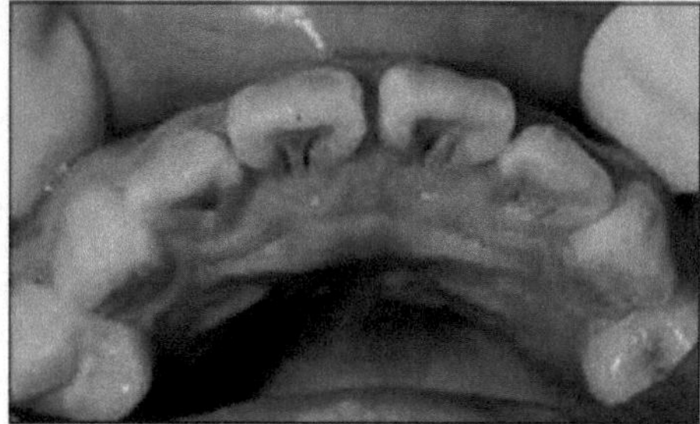

Fig 3A.fl- Incisivos em forma de pá

b)   Incisivos em forma de pá dupla - Frequentemente, as proeminentes cristas marginais linguais que produzem o incisivo mongoloide em forma de pá estendem-se para a superfície labial. Estes produzem uma concavidade mesiodistal da superfície labial e são denominados incisivos "em forma de pá dupla". Os incisivos mongolóides apresentam uma curvatura maior.[164]

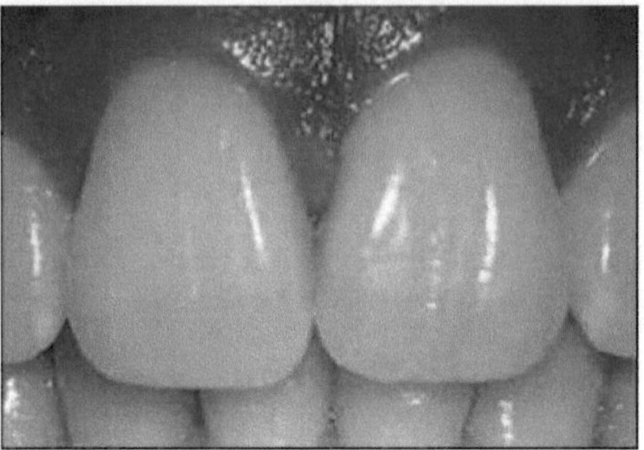

Fig 3A.f2- Incisivos em forma de pá dupla

c)   A Cúspide de Carabelli - A cúspide de Carabelli, ou tubérculo de Carabelli, é um derivado cingular expresso no aspeto mesiopalatino ou palatino da cúspide mesiopalatina dos molares superiores. A caraterística pode estar ausente, expressa como pequenas depressões ou tubérculos bem desenvolvidos com ápices livres. Para avaliar as diferenças entre populações, é examinado o primeiro molar superior.[58]

Na Índia, está presente em 26% da população.[58]

A cúspide de Carabelli não está normalmente presente nos mongolóides, o que é considerado como uma das características notáveis desta raça. Se presente, é geralmente uma forma reduzida.[164]

A ocorrência da cúspide 5th nos molares superiores é altamente improvável em negros.[164]

Em 37% dos caucasóides, observa-se a cúspide de Carabelli.[164]

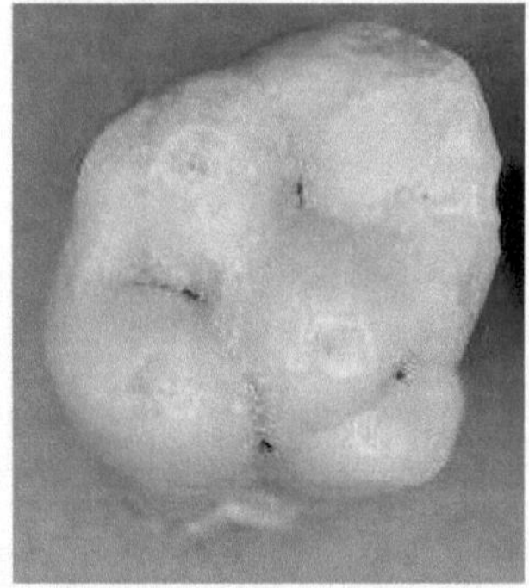

Fig 3A.f3- Cúspide de Carabelli

d)   **Segundo Molar Maxilar com Três Cúspides** - A cúspide distopalatina dos molares superiores é normalmente mantida no primeiro molar, mas tende a ser de tamanho reduzido ou ausente no segundo molar.[58]

O segundo molar superior com três cúspides foi observado em 34% dos indianos.[58]

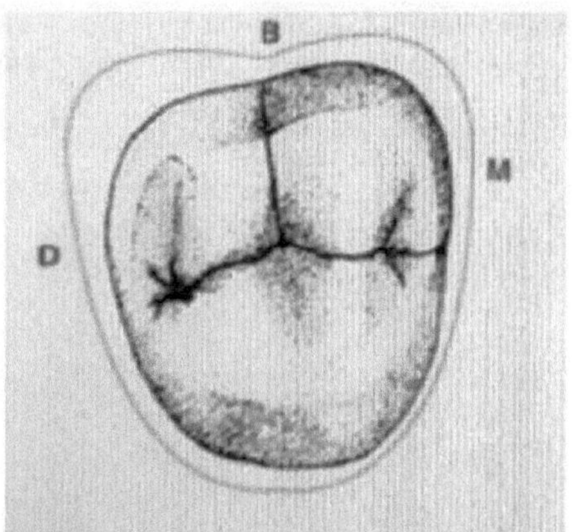

Fig 3A.f4- Segundos molares superiores com três cúspides

e)   5 cúspides - Caracteriza-se pela presença de tubérculos oclusais na crista marginal distal do(s) molar(es) superior(es), particularmente no primeiro molar. Uma incidência de 75% é observada em indianos.[58]

f)   6 cúspides - Uma cúspide adicional entre a cúspide distal e distolingual do(s) molar(es) inferior(es), particularmente do primeiro molar, é referida como cúspide 6. Foi demonstrado que aproximadamente 57% dos indianos apresentam esta caraterística.[58]

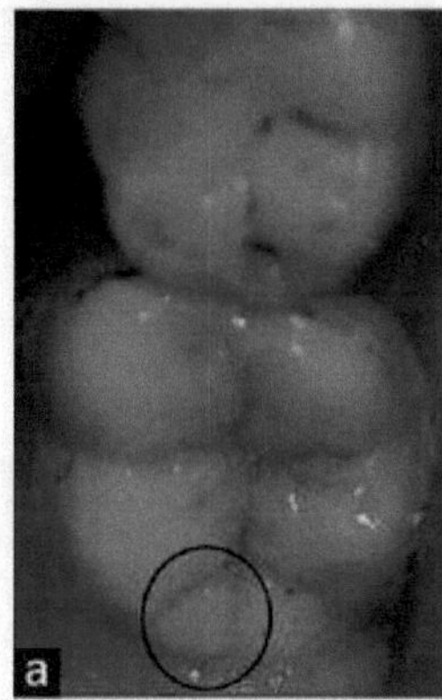

Fig 3A.f5- Seis cúspides Primeiro molar inferior

g)   7 cúspides - Uma cúspide adicional expressa entre as cúspides linguais do(s) molar(es) inferior(es), particularmente o primeiro molar. Quando vista pelo aspeto oclusal, aparece em forma de cunha, com a base da cunha colocada lingualmente e o ápice em direção à fossa central. Esta caraterística é observada em pouco mais de 21% dos indianos.[58]

h)   Ala - Esta é uma caraterística indireta da coroa. Caracteriza-se pela rotação labial bilateral das margens distais dos incisivos centrais superiores. A borda incisal dos incisivos centrais, em conjunto, aparece em forma de 'V' a partir do aspeto oclusal. O Winging foi observado em 16% da população indiana.[58]

i)   Molares inferiores com quatro cúspides - Convencionalmente, o primeiro molar inferior é considerado como tendo cinco cúspides, enquanto o segundo molar é considerado como tendo quatro. No entanto, a cúspide distal pode estar ausente no primeiro molar e/ou expressa no segundo molar. Por conseguinte, tanto o primeiro como o segundo molar mandibular são estudados relativamente à ausência da cúspide distal (o molar mandibular com quatro cúspides). A frequência de quatro cúspides é de 11% para os primeiros molares e de 90% para os segundos molares no estudo preliminar da Índia amostra.[58]

j)   Dens evaginatus - Os pré-molares mongolóides podem apresentar *um* tubérculo, que é designado por dens

evaginatus. É mais comum na cúspide vestibular.[164]

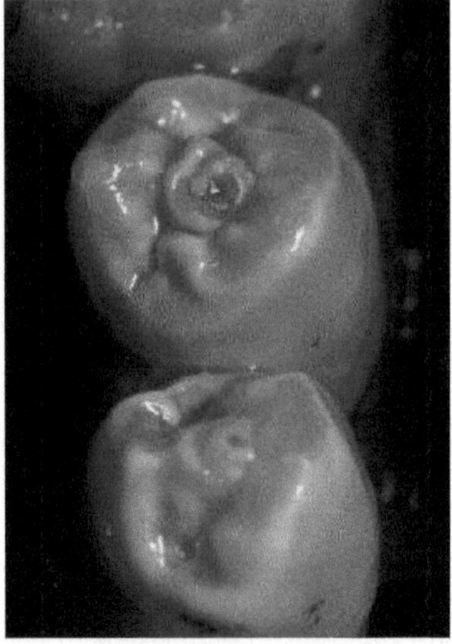

Fig 3A.f6- Dens Evaginatus

k)   Taurodontismo - Dentes com câmaras pulpares grandes e raízes mais curtas são observados nos mongolóides. Em geral, os troncos radiculares são mais bem desenvolvidos com raízes anatómicas mais curtas nos mongolóides.[164]

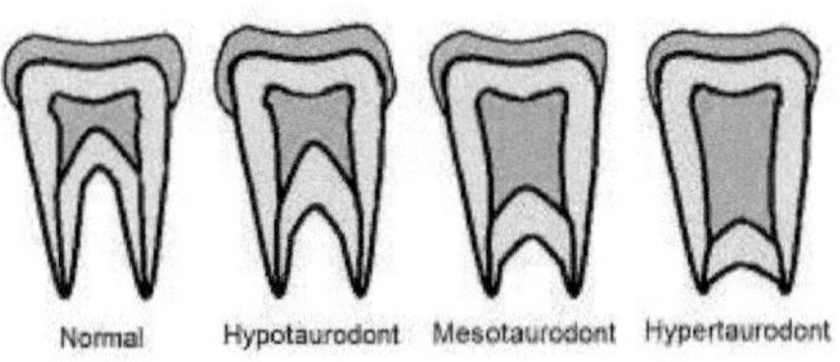

Fig 3A.f7- Taurodontismo

l)   Laterais em forma de cavilha - A convergência do incisivo lateral de forma gengival para incisal é designada por laterais em forma de cavilha e dá um aspeto peculiar. É mais frequente na população mongoloide.[164]

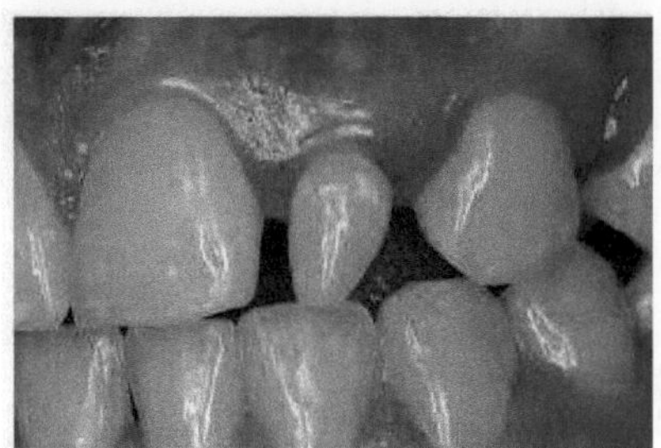
Fig 3A.f8- Laterais em forma de cavilha

m) Forma do arco

o Os mongolóides têm uma arcada **parabólica** - especialmente a arcada inferior, com grandes incisivos, caninos, pequenos pré-molares e grandes molares atrás deles.[164]

o Os caucasóides têm normalmente uma arcada **estreita em forma de V**, o que dá origem ao apinhamento dos dentes.[164]

o Os dentes dos negros tendem a ser mais pequenos com maxilares maiores. O diastema da linha média é mais comum. Os terceiros molares estão sempre presentes e raramente impactados. A má oclusão de classe III e a mordida aberta são mais comuns nos negróides.[164]

n) Tamanho dos dentes - De acordo com 17/, os aborígenes australianos, os melanésios e os índios americanos e esquimós tendem a ser raças de dentes grandes com coroas largas e os lapões e bosquímanos são povos pequenos com dentes comparativamente mais pequenos.[11]

As deformações artificiais conduzem, por vezes, à identificação da pessoa, uma vez que podem estar relacionadas com as práticas culturais de um determinado grupo populacional. Na maioria das vezes, os incisivos centrais estão envolvidos na deformação artificial, uma vez que são mais visíveis do exterior da boca.[11]

Um resumo das características peculiares encontradas numa raça é resumido no seguinte mesa.[30]

Determinante racial	Corrida
Morfologia do queixo	
o Queixos salientes	Europeus e alguns asiáticos
o Queixos arredondados e recuados	Aborígenes australianos e Pacífico Sul ilhéus
o Intermediário	Africanos e afro-americanos
Paladar	
o Palato estreito e alongado	Australianos, Kaffirs, Zulus
o Paladar curto e arredondado	Orientais, outros asiáticos, Pacífico Sul ilhéus
o Intermediário	Europeus
Forma da arcada dentária	
o V em forma	Caucasianos
o Forma em U	Negros
o Em forma de ferradura	Mongolóides
Dentes	
o Incisivos em forma de pá	Asiáticos, Mongolóides
o Cúspide de Carabelli	Caucasianos, Asiáticos, Africanos
o Taurodontismo	Mongolóides
o Três raízes no primeiro molar inferior	Europeu
o Terceiro molar inferior impactado com cinco cúspides	Chineses e alguns asiáticos do Sudeste

Cada indivíduo tem uma morfologia dentária diferente. É muito difícil determinar a afinidade racial de

45

um indivíduo desconhecido com a ajuda da dentição. No entanto, existem algumas características dentárias que são predominantes num dos grupos raciais que ajudam no processo de identificação racial. Algumas variações morfológicas proeminentes dos dentes, o padrão da arcada, o comprimento da raiz, a oclusão e a relação óssea ajudam na diferenciação racial.[164]

3A.g MARCAS DE MORDEDURA

MARCAS DE MORDIDELAS

Por vezes, os criminosos deixam pistas sobre a sua identidade no local do crime, mordendo vários objectos. Há dois tipos especiais de criminosos que o fazem, nomeadamente os assaltantes e os criminosos sexuais.[35] A vítima do ataque pode morder o agressor e deixar as marcas dos seus dentes no agressor, permitindo assim a identificação deste último. Muitas crianças maltratadas são frequentemente mordidas. Em todos estes casos, as marcas de dentadas podem ser tão únicas como as impressões digitais e um exame destas pode identificar as pessoas envolvidas. Isto é possível porque existem diferenças no tamanho dos dentes, na inclinação dos dentes, na ausência de um dente ou de dentes, na presença de um diastema. As marcas de dentadas também podem levar à exoneração de um suspeito.[166]

3Л/с/ко/Л/ definiu as marcas de mordedura como uma marca causada pelos dentes, isoladamente ou em combinação com outras partes da boca.[58] A mordedura é um tipo primitivo de agressão e resulta quando os dentes são utilizados como arma num ato de domínio ou desespero. Por isso, as marcas de dentadas estão normalmente associadas a crimes sexuais, lutas violentas e abuso de crianças.[58] As marcas de dentadas também podem ser recuperadas em locais de roubo e, por isso, ajudam os investigadores a localizar o suspeito.[58]

As marcas de mordedura aparecem mais frequentemente como áreas elípticas ou redondas de contusão ou abrasão, ocasionalmente com indentações associadas.[167] Podem ser compostas por dois arcos em forma de U, separados nas suas bases por um espaço aberto. O diâmetro da lesão varia normalmente entre 25-40 mm e, frequentemente, pode observar-se uma contusão no centro.[15]

O tamanho, a forma e o padrão dos bordos/superfícies incisais ou de mordida dos dentes anteriores superiores e inferiores são específicos de cada indivíduo, embora haja um debate considerável sobre esta questão. Rawson e colaboradores calcularam matematicamente que os bordos de mordida dos doze dentes anteriores podem ser dispostos em 1,36 X 1026 combinações diferentes. Assim, pelo menos teoricamente, uma marca de mordedura pode representar com exatidão o padrão "único" formado pelos dentes de um mordedor. Este facto pode ser crucial para identificar um criminoso ou para excluir um suspeito inocente, sendo ambos igualmente importantes.[58]

CLASSIFICAÇÃO DAS MARCAS DE MORDEDURA-[58]

      a) **Classificação *de MecDonald*** - Esta classificação baseia-se na etiologia e é uma das classificações mais populares. Embora esta classificação tenha sido dada para marcas de mordeduras humanas, *Macdonald* afirmou que é igualmente aplicável a marcas noutros materiais.[58]

o **Marcas de pressão dentária** - Marcas produzidas nos tecidos como resultado da aplicação direta de pressão pelos dentes. São geralmente produzidas pelas superfícies incisais ou oclusais dos dentes.[58]

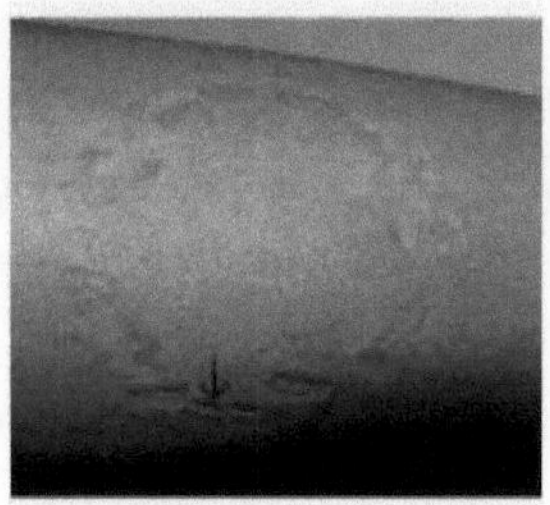

Fig 3A.g1- Marcas de pressão dentária
causadas pela superfície incisal dos
incisivos centrais
inferiores

o **Marcas de pressão da língua** - Quando uma quantidade suficiente de tecido é levada para a boca, a língua pressiona-a contra áreas rígidas, como a superfície lingual dos dentes e as rugas palatinas.[58]

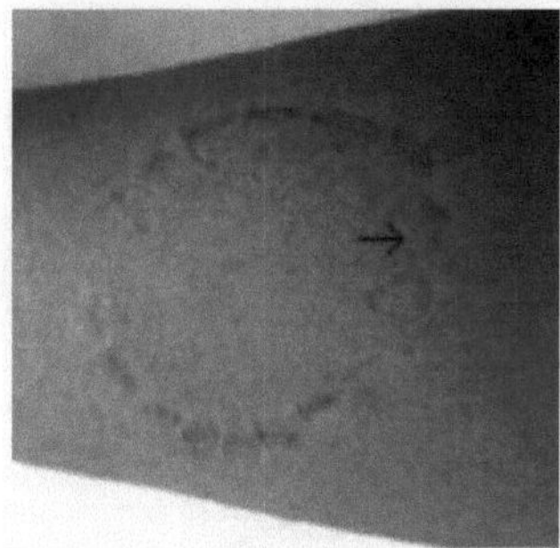

Fig 3A.g2- Como resultado da língua pressionando a pele mordida contra os dentes, a superfície lingual
do
canino superior direito é visível

o **Marcas de raspagem dos** dentes - São marcas causadas pela raspagem dos dentes
o material mordido. São geralmente causadas por dentes anteriores e apresentam-se como arranhões ou abrasões superficiais.[58]

b) **Classificação de Webster** - Baseada em marcas de mordedura formadas em substâncias alimentares. Este aspeto é relevante, uma vez que muitos produtos alimentares registam marcas que podem ser utilizadas como referência e também porque muitas vezes são encontrados produtos alimentares mordidos em locais de crime.[58]

o **Tipo I** - O alimento fracturase facilmente com uma profundidade de penetração dentária limitada (por exemplo, chocolate duro).

o **Tipo II** - Fratura de um fragmento de um género alimentício com penetração considerável dos dentes (por exemplo, marcas de dentadas em maçãs e outros frutos firmes).

o **Tipo III** - Penetração completa ou quase completa do género alimentício com marcas de deslizamento (por exemplo, queijo, banana)

APARECIMENTO DE MARCAS DE DENTADAS-[58]

A compressão da superfície da pele devido à pressão do dente durante uma mordedura provoca inicialmente indentações.[58] As reentrâncias, embora ideais para a análise de marcas de dentadas, raramente persistem por mais do que alguns minutos, exceto se a vítima estiver morta. Devido à natureza elástica da pele, as reentrâncias desaparecem rapidamente à medida que a pele recupera o seu contorno original. Segue-se um breve período de edema na zona da mordedura, que normalmente obscurece completamente a marca da mordedura. Assim que o edema desaparece, surgem hemorragias subcutâneas. Estas são designadas por contusões ou hematomas e são a forma mais comum de apresentação das marcas de mordedura. Dependendo da cor da pele, aparecem como uma descoloração avermelhada ou arroxeada ou castanha escura na superfície da pele e devem-se à fuga de sangue para o tecido subcutâneo a partir de vasos minúsculos rompidos. Quando a intensidade da mordedura é maior, pode haver uma quebra na integridade da superfície da pele, resultando em lacerações. A forma mais extrema de lesão por mordedura é a avulsão, em que parte do tecido é arrancado à dentada.[58]

IDENTIFICAÇÃO DE UMA LESÃO COMO UMA MARCA DE MORDEDURA-[58]

Sweet sugeriu que uma marca de mordedura humana pode ser identificada pelas seguintes características:[168]

o **Características grosseiras** - Uma marca circular ou elíptica encontrada na pele com uma área central de equimose. A marca circular/elíptica é causada pelas arcadas superior e inferior, enquanto a área central de equimose pode ser devida à pressão da língua. Uma marca de mordedura típica é normalmente distinta de uma lesão causada por qualquer outra coisa.[168]

o **Características de classe** - As marcas produzidas por diferentes classes de dentes são geralmente distintas, permitindo diferenciar o tipo de dente dentro de uma marca de mordida. Os incisivos produzem marcas rectangulares; os caninos são triangulares ou rectangulares, dependendo da quantidade de atrição; os pré-molares e molares são esféricos ou pontiagudos.[168]

o **Características individuais** - As características de classe podem, por sua vez, ter características como fracturas, rotações, espaçamento, etc. Estes atributos são designados por características individuais e tornam a marca de mordedura distinta.[168]

o **Local das marcas de mordedura** - As marcas de mordedura podem ser encontradas em qualquer parte do corpo. No entanto, *Pretty e* Siiw/ afirmam que as mulheres são mais frequentemente mordidas nos seios e nas pernas (especialmente na parte interna da coxa), em resultado de agressão sexual. As crianças do sexo masculino são mais susceptíveis de serem mordidas nos órgãos genitais, em resultado de abuso sexual de crianças. No entanto, os adultos do sexo masculino são mordidos nos dedos, nos braços e nos ombros, o que se deve mais frequentemente a lutas.[168]

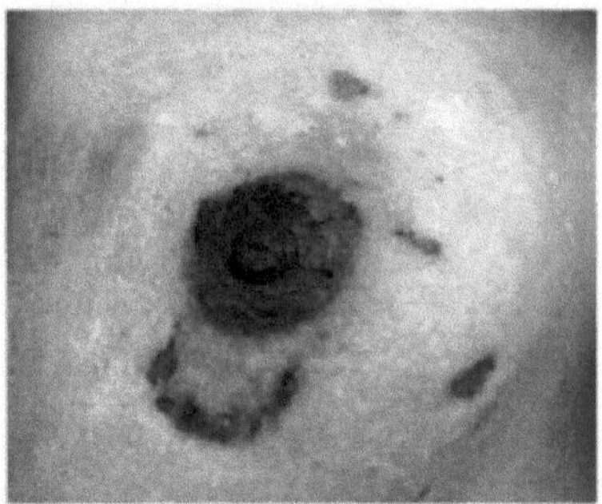

Fig 3A.g3- Marcas de mordedura no peito

PASSOS PARA A INVESTIGAÇÃO DE MARCAS DE DENTADAS-

a) **Questões preliminares -**[58] *Drinnan e Melton,* bem como *Sweet,* sublinharam que qualquer tentativa de investigação de marcas de dentadas deve começar com as seguintes questões:[168]

o A lesão é uma marca de mordidela?

o Se foi uma mordidela, foi causada por dentes humanos?

o Foi causado por um adulto ou uma criança?

Há alguma caraterística única e individual na marca de mordida?

o Estas características podem ser comparadas com os dentes do suspeito?

Uma vez dadas respostas adequadas a estas questões, pode proceder-se à etapa seguinte - recolha de provas das marcas de mordedura.

b)   Recolha de provas junto da vítima - Idealmente, as provas de marcas de dentadas devem ser recolhidas quando estas são apresentadas e observadas pela primeira vez. Se uma suspeita de marca de mordedura for de natureza criminosa, deve ser comunicada às autoridades policiais. Quando é identificado um caso com uma suspeita de marca de mordedura, a principal preocupação é o tratamento do doente. Por conseguinte, a recolha de provas de marcas de mordedura não deve, em momento algum, interferir com o tratamento atempado do doente, uma vez que as mordeduras humanas são mais infecciosas (incluindo a transmissão do VIH, da hepatite B e da sífilis), especialmente quando a lesão por mordedura se apresenta como uma abrasão ou laceração. O protocolo de recolha de provas de marcas de mordedura que se segue foi recomendado pelo American Board of Forensic Odontology (ABFO), bem como por dentistas forenses acreditados.[58]

o **Dados demográficos do caso** -[58] Em primeiro lugar, devem ser anotadas as informações vitais relativas ao caso. Por exemplo, o nome, a idade e o sexo da vítima, bem como o número do processo policial, a data do exame e o nome do(s) examinador(es).

o **Dados demográficos visuais** -[58] Examinar visualmente a marca de mordedura e documentar o seguinte:

o Orientação e localização da marca

o Tipo de lesão

o Cor, tamanho e forma

o Contorno, textura e elasticidade do local da mordida

o Diferenças entre as arcadas superior e inferior e entre os dentes individuais

O exame visual deve ser efectuado antes da autópsia quando a vítima está morta.[58]

o **Fotografia** - As fotografias proporcionam um registo permanente das marcas de mordedura. Por conseguinte, não se deve perder tempo a tirar fotografias, uma vez que o aspeto da lesão muda rapidamente devido à cicatrização. Podem ser tiradas fotografias a cores e a preto e branco de diferentes ângulos. É desejável ter fotografias de dois ângulos:[58]

o **Fotografias de orientação** - fotografias que retratam a localização da picada marca no corpo.[58169]

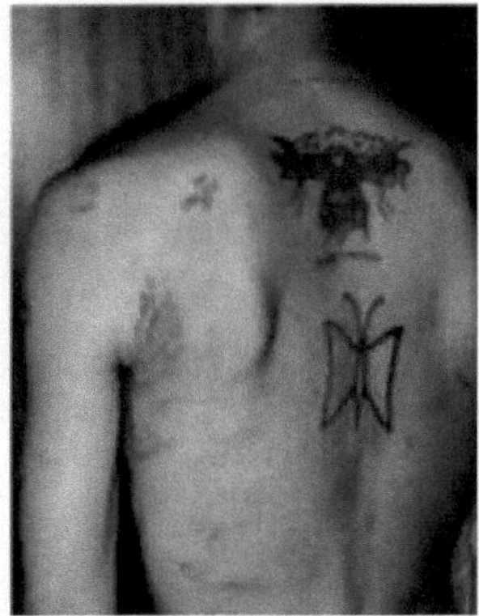

Fig 3A.g4- Fotografia de orientação

o **Fotografias de grande plano** - estas devem ser feitas com uma escala de referência rígida (como a escala No. 2 do American Board Forensic Odontology) colocada no mesmo plano da marca de mordedura. Toda a escala e a marca devem ser visíveis na fotografia. Pode também ser efectuada uma segunda fotografia em grande plano da marca de mordedura sem a escala, para indicar que nenhuma parte da marca foi ocultada pela escala.[58]

A câmara deve ser posicionada diretamente sobre o local da lesão, com o eixo longo da lente perpendicular à superfície da pele mordida. Isto diminui a distorção da perspetiva da imagem devido à posição da câmara fora de ângulo. Se a mordedura for numa superfície curva e as marcas das arcadas superior e inferior estiverem muito afastadas, devem ser tiradas fotografias separadas de cada marca. [5]M

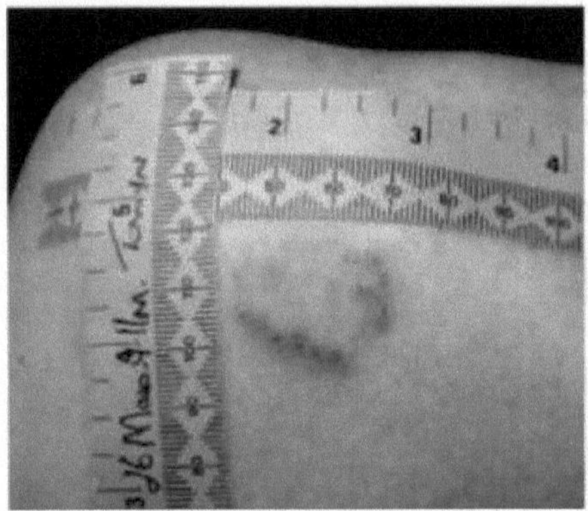

Fig 3A.g5- Fotografia em grande plano da mordedura com uma escala

o **Esfregaço de saliva** - É razoável assumir que uma mordedura não pode ser infligida sem deixar saliva. A saliva depositada na pele pode conter leucócitos e células epiteliais descamadas que podem ser uma fonte de ADN, permitindo uma ligação direta ao suspeito da mordedura. Por conseguinte, a análise da zona da mordedura para detetar vestígios de saliva pode revelar-se inestimável para a investigação.[58]

Deve ter-se o cuidado de não lavar a zona da mordedura antes de fazer uma zaragatoa para procurar saliva. Deve ser utilizado um cotonete humedecido com água destilada. Isto rehidrata as células secas na zona mordida. O esfregaço é seco ao ar à temperatura ambiente durante cerca de 30 minutos, colocado em envelopes de papel rotulados e armazenado sob refrigeração (4°C). Este último evita a degradação do ADN salivar e o crescimento bacteriano.[58]

Se a mordedura tiver sido efectuada através do vestuário, este deve também ser limpo para deteção de saliva. A utilização de uma fonte de luz alternativa de alta intensidade (como a luz UV) para localizar manchas de fluidos corporais permite a recuperação de vestígios de saliva mesmo na ausência de marcas de mordedura visíveis.[58]

o **Impressões** - Quando existem reentrâncias na pele, ou para preservar a natureza tridimensional da área mordida, devem ser tiradas impressões para fabricar modelos em pedra. Isto é feito através do fabrico de moldeiras personalizadas e da obtenção de uma impressão da marca e da pele circundante com material de impressão dentária normal. Estas impressões são depois vertidas em gesso dentário para produzir modelos.[25] O material de eleição é o vinil poli-siloxano. O material de moldagem pode ser reforçado com gesso dentário, acrílico de polimerização automática ou composto de moldagem para evitar alterações dimensionais. É de notar que, se a marca de mordedura estiver numa área acessível à dentição da própria vítima, devem ser feitas impressões dos dentes da vítima para excluir mordeduras auto-infligidas.[58]

c)   **Recolha de provas junto de** um suspeito - As provas recolhidas junto de uma vítima de uma marca de mordedura devem ser complementadas com provas recolhidas junto de um suspeito da mordedura perpetrada. Estas provas devem ser obtidas do suspeito através de um consentimento informado assinado e testemunhado ou de uma ordem judicial (mandado); devem ser respeitados os protocolos de controlo de infecções e de assepsia. Na sequência de um exame clínico pormenorizado (extra e intra-oral), os elementos de prova recuperados devem incluir[58]

o Fotografias dos dentes do suspeito em oclusão e em mordida aberta.

o Moldes maxilares e mandibulares feitos com material de moldagem à base de borracha ou hidrocolóide irreversível, e modelos vazados em gesso dentário. O registo da mordida numa folha fina de cera pode ser efectuado se não estiverem disponíveis impressões.

o Devem ser obtidos esfregaços de saliva, de preferência do vestíbulo bucal, para comparação com o esfregaço recolhido da marca da mordedura.

Os passos acima referidos destinam-se à recolha de provas em eventuais processos penais. Por conseguinte, todas as provas obtidas devem ser armazenadas em contentores adequados e devidamente etiquetadas. As etiquetas devem incluir o número do processo policial, a data, a hora e o local, bem como a(s) testemunha(s) presente(s) durante a recolha de provas. Isto é necessário para manter a "cadeia de custódia", que é a documentação e o testemunho que prova que as provas não foram alteradas ou adulteradas de forma alguma desde a sua obtenção. Isto é essencial para assegurar a sua admissibilidade em tribunal e o seu valor probatório em investigações anteriores.[58]

ANÁLISE DAS MARCAS DE DENTADAS E COMPARAÇÃO-

A dinâmica da mordedura torna a análise da marca de mordedura e a sua comparação com os dentes do suspeito um aspeto altamente desafiante da investigação dentária forense. Para além dos movimentos do maxilar, é necessário considerar o movimento da vítima, a flexibilidade do tecido mordido, bem como a possível distorção introduzida durante a fotografia. Tendo isto em conta, pode prosseguir-se com a análise. É importante reconhecer características invulgares da marca de mordedura, tais como a presença ou ausência de um determinado dente, a sua dimensão, rotação, fratura, diastema e outras características invulgares dos dentes, uma vez que estas podem ajudar a implicar um suspeito.[58]

A medição da marca constitui uma **análise métrica** e pode ser obtida utilizando instrumentos simples, como um paquímetro, ou utilizando software informático, em que as medições obtidas a partir da marca de mordida são comparadas com as do modelo dentário do suspeito.[58] A análise métrica, idealmente, não deve ser efectuada de forma independente, mas em conjunto com a **associação de padrões**, que envolve a correspondência entre a configuração da lesão por mordedura e a disposição dos dentes na dentição do suspeito.[58] Existem dois métodos disponíveis para comparação

a) **Método direto** - colocação dos modelos dentários do suspeito diretamente sobre a fotografia da marca de mordedura ou sobre a própria marca de mordedura (ou seja, in situ)[58]

b) **Método indireto** - os bordos incisais e oclusais dos dentes do suspeito podem ser traçados em acetato transparente e sobrepostos a fotografias de marcas de mordida em tamanho real. No entanto, a tendência atual é para a aplicação de métodos 2D baseados em computador que utilizam programas de software como o Adobe Photoshop.[58]

POSSÍVEIS CONCLUSÕES DA ANÁLISE DAS MARCAS DE DENTADAS

Após a comparação, uma análise das marcas de mordida pode ter uma das seguintes conclusões, tal como sugerido por *Levine* e pela ABFO.[58]

1) **Mordedura definitiva - Existe uma** certeza médica razoável que indica que a marca de mordedura foi produzida pela dentição do suspeito: existe uma concordância de características distintivas e individuais suficientes para conferir singularidade na população em causa. Não existem discrepâncias inexplicáveis. Tal implica que existem correspondências características entre as dimensões/padrão da marca de mordedura e as dos dentes do suspeito.[58]

2) **Mordedura provável** - A marca de mordedura apresenta um certo grau de especificidade em relação aos dentes do suspeito em virtude de um número suficiente de pontos de correspondência, incluindo algumas características individuais correspondentes. Não existem discrepâncias inexplicáveis.[58]

3) **Possível mordedura** - A marca de mordedura e a dentição do suspeito são consistentes: embora os dentes do suspeito possam ter feito a marca de mordedura, não existem correspondências características que permitam ter a certeza absoluta. A semelhança não é específica ou existe uma semelhança de características de classe. Os pontos de correspondência são gerais e/ou escassos e não existem incoerências incompatíveis que permitam excluir a marca de mordedura como tendo sido causada pelo suspeito.[58]

4) **Não é o mordedor** - A marca de mordedura e a dentição do suspeito não são consistentes: as

características da marca de mordedura indicam que os dentes do suspeito não a causaram definitivamente.[58]

As técnicas mais recentes que melhoraram a identificação das marcas de mordedura incluem a aplicação de microscopia eletrónica e técnicas de aperfeiçoamento informático, a determinação de grupos sanguíneos ABO a partir da saliva na marca de mordedura e a associação de bactérias e outros microrganismos encontrados na marca de mordedura ao meio oral do agressor.[15] Técnicas especiais como a microscopia eletrónica de varrimento associada à análise de raios X por dispersão de energia para revelar a topografia da superfície das marcas de mordedura. Programas informáticos como o CAPMI e o WinID também foram utilizados para ajudar a comparar e avaliar as provas das marcas de dentadas.[30] TTza/z e colaboradores desenvolveram uma abordagem fotogramétrica com suporte 3D / CAD para análise e comparação de marcas de mordedura, enquanto *Martin-de lasHeras* e colaboradores apresentaram um novo programa de software para produzir contornos das superfícies de mordedura dos dentes (chamados 'overlays') a partir de digitalizações 3D de moldes dentários. Estes métodos, embora exijam mais equipamento, demonstraram ser mais exactos do que os métodos 2D baseados em computador.[58]

As marcas de mordedura são um aspeto importante e por vezes controverso da odontologia forense. Embora existam muitos casos em que as provas de marcas de mordedura tenham sido fundamentais para a condenação ou exoneração de arguidos criminais, existe uma disputa contínua sobre a sua interpretação e análise.[167] No caso de mordeduras na pele humana, uma potencial lesão por mordedura deve ser reconhecida precocemente, uma vez que a clareza e a forma da marca podem mudar num período de tempo relativamente curto, tanto em vítimas vivas como mortas.[25] As marcas de mordedura na pele são, na maioria dos casos, muito difíceis de estimar, uma vez que a pele é elástica e muda de cor rapidamente. Por isso, é importante que as impressões e fotografias sejam tiradas o mais rapidamente possível após a morte ou após o crime ter sido cometido.[35] Embora fotografadas imediatamente, as marcas de mordedura tridimensionais na fotografia bidimensional estarão associadas a mudanças de cor e de relações espaciais. Além disso, as marcas de mordedura incompletas não são conclusivas e é necessário um mínimo de quatro a cinco dentes para uma análise fiável das marcas de mordedura. A pele não só está associada a superfícies curvas, como também é *um meio de impressão pobre*. Além disso, tem a propriedade intrínseca de distorção, o que leva a uma variabilidade considerável na precisão da representação das marcas de mordedura. Assim, o registo de marcas de dentadas na pele deve ser ponderado com precaução. Além disso, o local da marca de mordedura na pele é de importância primordial, uma vez que as superfícies curvas tendem a distorcer-se mais do que as superfícies planas, devendo também ser analisada a precisão dos vários materiais de impressão utilizados. As marcas de dentadas estão associadas a hemorragia e edema pós-lesão, que, em conjunto, podem alterar as provas das marcas de dentadas. Além disso, há casos em que dois conjuntos de dentes podem corresponder de forma idêntica às marcas de mordedura. Por vezes, a aplicação de eléctrodos de ECG pode assemelhar-se a marcas de mordedura e deve ser diferenciada. Como as características dentárias mudam com o tempo, podem ocorrer alterações após a obtenção de registos ante mortem. A extração, o traumatismo, a esfoliação, a doença periodontal, a cárie e a colocação de próteses podem alterar a configuração dos dentes. Por este motivo, as marcas de mordida são consideradas menos fiáveis do que outros métodos biométricos. Os juízes e os membros do júri não têm, normalmente, conhecimentos suficientes para avaliar o mérito científico de novos métodos e têm de confiar em peritos no âmbito de directrizes judiciais aprovadas. A prova das marcas de mordedura tem sido contestada nesta base, quer devido à sua aparente falta de mérito científico, quer devido aos seus aspectos potencialmente prejudiciais.[25,58]

Assim, os dentistas forenses devem abordar as marcas de mordedura com um certo grau de ceticismo e reconhecer continuamente as suas limitações.[15] Ao relatarem provas de marcas de dentadas, os dentistas devem admitir livremente os obstáculos inerentes a uma análise exacta e aplicar as provas de marcas de dentadas de uma forma consistente com os princípios científicos.[167]

RELATO DE CASO

Um caso de assassínio sexual foi descrito por *Keith Simpson,* que relatou as investigações de um pequeno local não muito longe de Londres, onde uma mulher foi encontrada morta. A cabeça estava esmagada, ela estava despida e tinha sido muito maltratada, tanto sexual como fisicamente. Havia uma marca de dentada no seio direito. Foi feita uma impressão dos dentes do suspeito, o marido, e comparada com as marcas no peito. O marido tinha dentes muito irregulares, pelo que foi fácil demonstrar a semelhança entre as marcas de dentadas e a impressão dos dentes. O homem foi preso e condenado por homicídio.[35]

Um bom exemplo de marcas de dentadas que identificam um assassino foi o caso dos assassínios de Wayne Boden. Neste caso, Gordon Swann, um dentista de Calgary, Canadá, conseguiu provar que o suspeito no caso de homicídio e agressão sexual a quatro raparigas era, de facto, o assassino. Três das vítimas tinham sido mordidas no peito e no pescoço. A utilização de marcas de dentadas neste caso foi a primeira vez que este tipo de prova foi utilizado nos tribunais canadianos. É possível comparar as marcas de dentadas das vítimas com moldes de gesso dos dentes do agressor. Obviamente, estes têm de ser meticulosamente comparados e muitos pontos de referência têm de corresponder exatamente para satisfazer um tribunal. Foram estabelecidos determinados critérios e, quando um certo número de pontos está em concordância, é considerado satisfatório.[166]

Pela primeira vez na história do processo penal na Índia, a medicina dentária forense desempenhou um papel fundamental na produção de provas que conduziram a sentenças de morte. No caso da violação em grupo em Deli, um dentista forense conseguiu associar dois dos arguidos ao crime. Para o efeito, comparou a disposição dos dentes com a marca da dentada deixada na pobre e jovem vítima. *Um* perito em medicina dentária afirmou que as fotografias da marca de mordedura da vítima e a estrutura da dentição dos dois arguidos provavam com alguma exatidão. No total, foram detidos seis homens, um dos quais era menor. Consequentemente, entre os cinco arguidos, duas das dentições correspondiam a uma marca de dentada. Assim, o perito dentário acabou por afirmar que não há duas pessoas com uma disposição dentária semelhante.[10]

3B.

ESTRUTURAS PARAORAIS

ESTRUTURAS PARAORAIS

A teoria da singularidade é um ponto forte utilizado na análise de impressões digitais e marcas de mordida para convencer o tribunal. Em muitas circunstâncias, a correspondência de impressões digitais ou a obtenção de registos dentários é difícil, pelo que são necessárias fontes alternativas para efeitos de identificação.[10]

As estruturas alternativas a que se pode recorrer são os tecidos moles orais.

As impressões labiais, as impressões linguísticas e os padrões das rugas palatinas são considerados únicos para um indivíduo e, por conseguinte, têm potencial para a identificação de um indivíduo.[25]

Foram efectuados estudos sobre a capacidade da língua, dos lábios e das rugas palatinas para determinar o seu potencial como características de identificação em odontologia forense.

Tal como os tecidos duros dentários, como os dentes e os ossos, os tecidos moles orais também ajudam na identificação da pessoa.[170]

As rugas palatinas localizadas no palato duro, atrás das papilas incisivas, têm um padrão único de assimetria que pode atuar como ponto de diferenciação.1 O estudo das rugas palatinas para identificação é designado por rugoscopia.[10]

A queiloscopia é o estudo dos lábios ou das impressões labiais, encontrados no local do crime ou no corpo ou vestuário da vítima ou do agressor, que podem constituir potenciais provas forenses. O tamanho dos lábios, as impressões labiais ou o padrão do filtro são considerados para efeitos de identificação.[170]

A língua é única para cada pessoa no que diz respeito à sua forma e texturas de superfície e as impressões da língua registadas podem ser comparadas com outras provas para estabelecer a identidade.[170]

3B.a RUGOSCOPIA

RUGOSCOPIA

O estudo das rugas do palato para a sua identificação é designado por **rugoscopia.**[10] Foi proposto por *Trobo Hermosa* em 1932.[171]

As rugas palatinas (Plica palatine) são pregas anatómicas irregulares e assimétricas que se localizam no terço anterior do palato, atrás das papilas incisivas.[11] Estão presentes em cada lado da rafe mediana.[25] As rugas palatinas são constituídas por cerca de três a sete cristas que irradiam tangencialmente a partir da papila incisiva.[15]

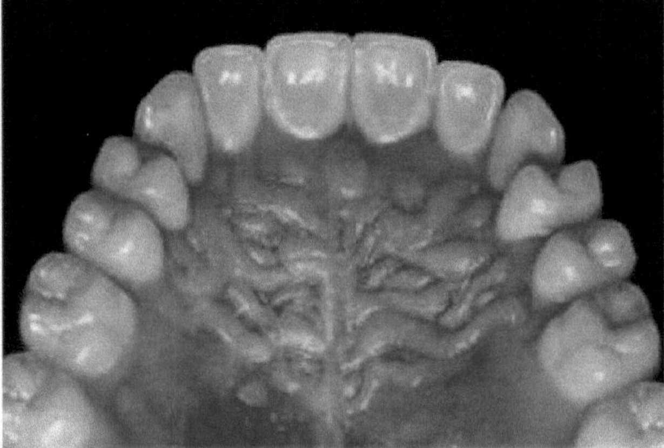

Fig 3B.a1- Rugas palatinas

Acidentes catastróficos envolvendo acidentes de avião, incêndios e explosões podem destruir as impressões digitais, mas, curiosamente, os padrões das rugas palatinas são preservados mesmo após queimaduras graves.[10,25] A utilização da rugoscopia foi muito útil em catástrofes em massa, em que a identificação por outros métodos, como a recolha de impressões digitais e a análise do ADN, não é possível.[25]

Uma vez formados, não sofrem quaisquer alterações, exceto no comprimento, devido ao crescimento normal, permanecendo na mesma posição durante toda a vida da pessoa.[172]

Sassouni afirmou que não existem dois palatos alternados que sejam iguais na sua configuração.[25]

São particularmente importantes na identificação de pessoas desdentadas, mas por vezes são afectados por traumatismos, sucção extrema dos dedos na infância, pressão persistente com tratamentos ortodônticos e próteses. Se forem destruídos, em certos casos, podem recuperar posteriormente a sua forma nos seres vivos. Vários estudos anteriores confirmam a sua singularidade, individualização e a sua provável utilização na estimativa do sexo em exames forenses.[11]

Cherdas ehal citaram estudos em que se sugeriu que, em geral, não existe simetria bilateral no número de rugas primárias ou na sua distribuição a partir da linha média.[172] Observou-se que há um número ligeiramente maior de rugas nos homens e no lado esquerdo em ambos os sexos.[172]

Classificação-

a) **Classificação** *de Lysell* - O padrão das rugas é classificado com base no seu comprimento, forma, direção e unificação, proposta por *Zysell* em 1955.[173]

Classificação de _Lysell_

o Rugas primárias (>5mm)

o Rugas secundárias (3-5mm)

o Rugas fragmentárias (2-<3mm)

(Rugas <2mm não foram tidas em consideração)

b) **Classificação de _Ohemaa e Kotze_** - Uma modificação da _classificação de Lysell_ foi introduzida por _Thomas e Kotze_ em 1983.[174]

Classificação de _Thomas e Kotze_ (1983)

Comprimento

o **Rugas primárias-**

• 5-10mm

• 10 mm ou mais

o **Rugas secundárias** - 3-5 mm

o **Rugas fragmentárias** - Menos de 3-5 mm

Forma

o **Curvo:** Têm forma de meia-lua e são curvados suavemente

o **Onduladas:** Se tiverem uma ligeira curvatura na origem ou no final de uma ruga curva

o **Directas:** Vão diretamente da origem para o fim

o **Circular/Cross-Linked:** Rugas que formam um anel contínuo definido

Direção - A direção das rugas foi determinada medindo o ângulo formado pela linha que une a sua origem e terminação e a linha perpendicular à rafe mediana.

o **Rugas orientadas para a frente** - Associadas a ângulos positivos

o **Rugas dirigidas para trás** - Associadas a ângulos negativos

o **Rugas perpendiculares** - Associadas a ângulos nulos

Unificação - Dizia-se que a unificação ocorria quando duas rugas se juntavam na sua origem ou terminação

o **Divergente** - Se duas rugas tiverem a mesma origem na linha média, mas se ramificarem imediatamente

o **Convergentes** - Rugas com origens diferentes da linha média, mas que se unem nas suas porções laterais

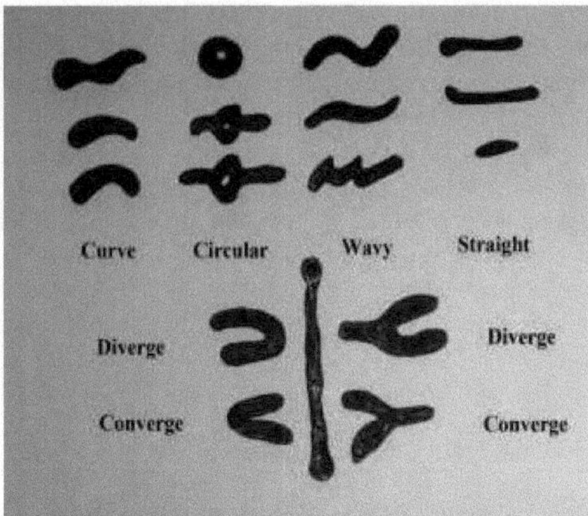

Fig 3B.a2- Várias formas de rugas palatinas

c) **Outras classificações-**

o _Goria_ (1911)

- o   *924)2 92 9eo)* Classificação (1924)
- o   Classificação do *Trobo* (1932)
- o   *Mactm dos Santas* Classificação (1946)
- o   Classificação *Bosauri 'i* (1961)
- o   Z/wa(1968)
- o   *andtschejo e Jordavon* (1970)

Técnicas de rugoscopia[25]

a)   **Fotografias e impressões da arcada maxilar - A** inspeção intra-oral é provavelmente a mais utilizada e também a mais fácil e barata. No entanto, podem surgir problemas quando são necessários estudos comparativos futuros. Por este motivo, justifica-se a realização de fotografias e impressões.[25]

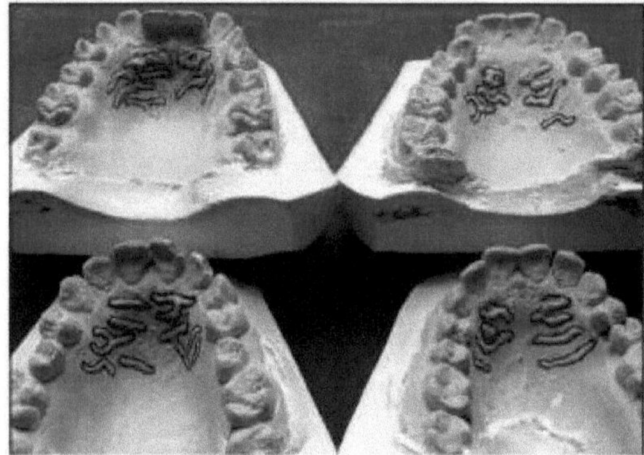

Fig 3B.a3- Análise do padrão de rugas no molde maxilar

b)   **Estereoscopia - A** estereoscopia é *uma* técnica em que se obtém uma imagem 3D da anatomia das rugas palatinas, com base na análise de imagens tiradas com a mesma câmara, a partir de dois pontos diferentes, utilizando um equipamento especial.[25]

c)   **Estereofotogrametria -** Através da utilização de um dispositivo especial chamado Traster Marker, permite uma determinação exacta do comprimento e da posição de cada uma das rugas palatinas.[25]

d)   **Calcorrugoscopia -** O método de estudo da impressão sobreposta das rugas palatinas num molde maxilar é designado por calcorrugoscopia. Pode ser utilizado para efetuar uma análise comparativa.[25]

e)   **Programas informáticos -** A sobreposição de várias fotografias digitais para comparar o padrão das rugas pode ser efectuada utilizando vários programas informáticos como o RUGFP-ID, o Palatal Rugae Comparison Software (PRCS Versão 2.0)[25]

Carta Integrada de Rugoscopia (IRC)-[175]

Um Gráfico Integrado de Rugoscopia (IRC) de funcionamento simples para análise e registo do padrão das rugas, baseado em várias classificações anteriores de rugas. O IRC é *um* recurso útil, uma vez que tem várias vantagens, entre as quais a sua capacidade de transportar um enorme volume de informação e reproduzir a posição, o comprimento, a forma, a direção e a unificação das rugas em moldes dentários de forma inequívoca e pormenorizada, com uma boa relação custo-benefício.

Number	Position		Length		Shape	Direction	Unification
	Side (Left/ Right)	Quadrant (I-V)	In mm	Primary (P) / Secondary (S) / Fragment (F)	Curved (C) / Wavy (W) / Straight (S) / Circular (Cr)	Forward (F) / Backward (B) / Perpendicular (P)	Diverging (D) / Converging (C)

Fig 3B.a4- Gráfico de Rugoscopia Integrada

Características do gráfico-

a) **Posição:** Indica o endereço/localização das rugas. As rugas são designadas como esquerda/direita e a que quadrante pertencem. A área das rugas palatinas é dividida em quadrantes, com o objetivo de obter as coordenadas/posição das rugas palatinas. Para o efeito, seis linhas horizontais dividem o molde em cinco zonas.[175]

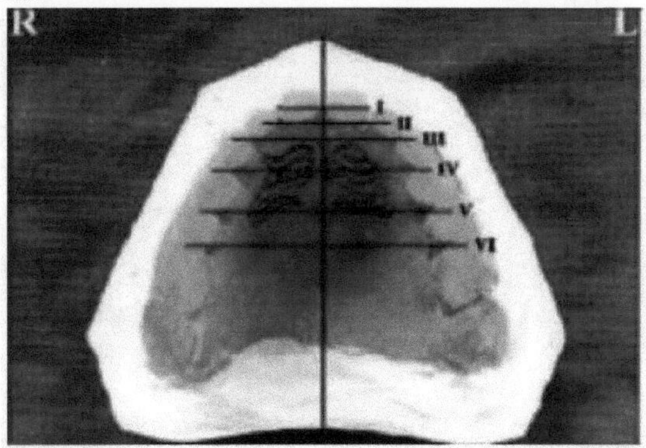

Fig 3B.a5- Zonas do molde

A: entre as linhas I e II
B: entre as linhas II e III
C: entre as linhas III e IV
D: entre as linhas IV e V
E: entre as linhas V e VI

Localização das seis linhas que dividem a área das rugas palatinas em 5 zonas

I: Linha cervical transversal que passa pelo terço cervical palatino dos incisivos centrais

II: Linha transversal que vai da face mesial do incisivo lateral direito à face mesial do incisivo lateral esquerdo

III: Linha transversal que atravessa a face mesial do canino direito até à face mesial do canino esquerdo

IV: Linha transversal que passa pela face mesial do primeiro pré-molar direito e chega à face mesial do primeiro pré-molar esquerdo

V: Linha transversal que passa pela face mesial do segundo pré-molar direito e chega à face mesial do segundo pré-molar esquerdo

o **Fragmento- 2-3 mm**

As estrias < 2 mm não são tidas em conta

c) Forma

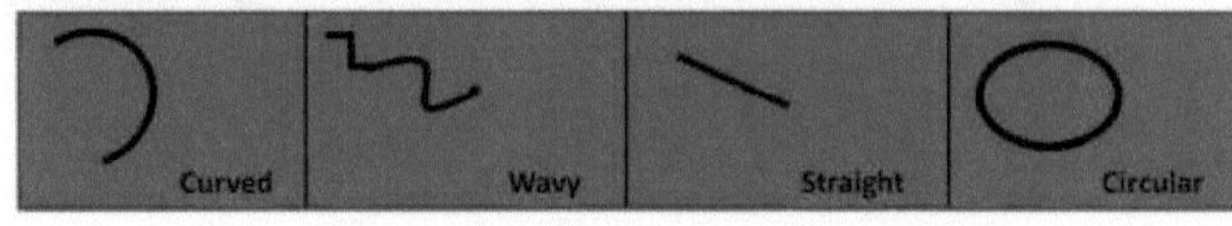

Fig 3B.a6- Formas do padrão Rugae

d) Direção-

Direção das rugas

Rugas direccionadas para a frente: Associadas a ângulos positivos.

Rugas direccionadas para trás: Associadas a ângulos negativos.

Rugas perpendiculares: Associadas a ângulos nulos.

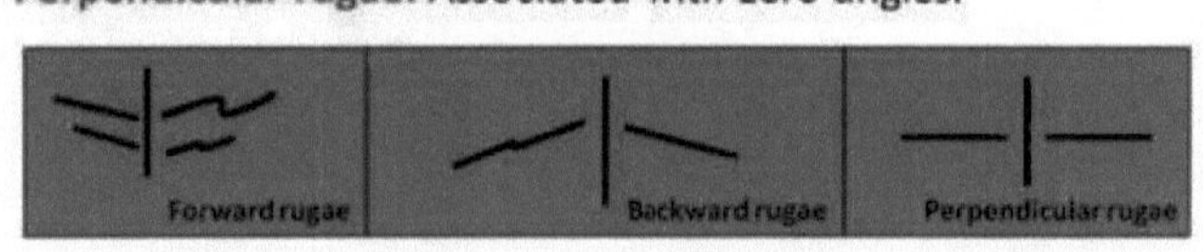

Fig 3B.a7- Direção do padrão Rugae

e) Unificação das rugas

Fig 3B.a8- Unificação do padrão Rugae

Esta tabela ajuda a manter os dados sobre as rugas palatinas de um indivíduo de uma forma bem organizada e fácil de compreender.[175]

As deficiências na aplicação da rugoscopia como instrumento definitivo em odontologia forense são muitas.[15]

A identificação post mortem não é possível sem os registos ante mortem. Os padrões complexos das rugas (padrões que não podem ser classificados num grupo específico) podem causar erros intra ou inter-observadores. O desgaste da prótese, o mau posicionamento dos dentes e a patologia palatina podem causar alterações nos padrões das rugas.[15]

Além disso, *Thomas c/ a/* afirmou que os padrões das rugas são determinados geneticamente, pelo que podem ser mais utilizados na diferenciação de populações do que na identificação individual. Uma vez que a decomposição e a esqueletização podem ocorrer em menos de seis semanas no verão e quatro meses no inverno, a rugoscopia não tem aplicação após este período estipulado.[15]

Enquanto as impressões labiais têm potencial para a identificação do sexo de um indivíduo, o mesmo não se aplica aos padrões das rugas palatinas. Num estudo comparativo de cheiloscopia versus palatoscopia para a identificação do sexo, foi encontrada uma diferença estatisticamente significativa entre machos e fêmeas para as impressões labiais, enquanto não foi encontrada qualquer diferença significativa entre eles para os padrões das rugas.[25]

3B.b

CHIELOSCOPIA

CHIELOSCOPIA

Os lábios são duas pregas carnudas que rodeiam o orifício oral. São revestidos externamente por pele e internamente por mucosa. A pele é contínua com a mucosa no bordo de transição ou vermelhão, *uma* zona avermelhada coberta por um epitélio queratinizado fino. A mucosa labial e uma parte da mucosa oral não são lisas como a mucosa bucal e o palato mole.[176]

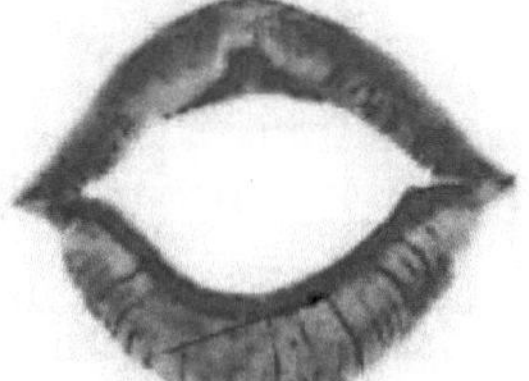

Fig 3B.ьI- Mostrando a pele contínua
com a mucosa no bordo do vermelhão

A linha de contacto entre os lábios (fissura oral) situa-se imediatamente acima dos bordos cortantes dos dentes incisivos superiores e, de cada lado, uma comissura labial forma o ângulo da boca, geralmente perto do primeiro dente pré-molar. O epitélio da zona do vermelhão apresenta um estrato córneo menos desenvolvido do que o da pele.[177]

Os pontos de referência anatómicos do lábio incluem:[15]

o **Quelião** - o ponto mais lateral da abertura da boca)

o **Estômago** - o contacto dos lábios superior e inferior no plano sagital médio

o **Labrale superius** - o ponto mais alto da margem do lábio superior no plano médio-sagital

o **Labrale inferius** - os pontos mais baixos das margens do lábio inferior no plano médio-sagital

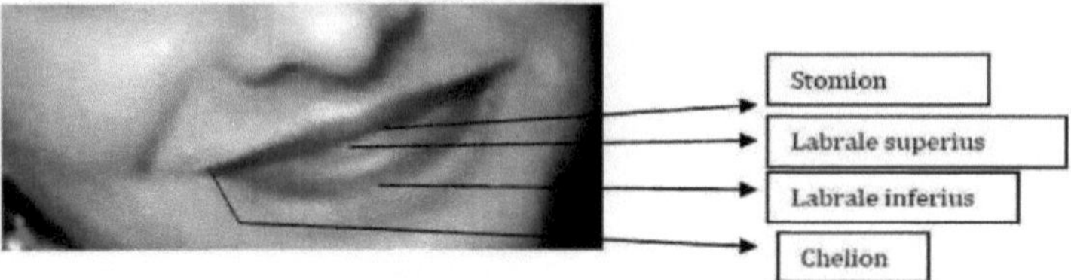

Fig 3B.b2- Marcos anatómicos do lábio

A junção entre o lábio, a pele e a mucosa é formada por uma linha ondulada branca chamada cordão labial.

A área da mucosa, a zona de Klein, está coberta de rugas e sulcos.[25]

A superfície externa do lábio apresenta numerosas elevações e depressões que formam um padrão caraterístico, designado por impressões labiais. O estudo das impressões labiais é conhecido como **queiloscopia.10** *Tsuchihashi e.* afirmou que as rugas e os sulcos na parte rubra e na zona de transição dos lábios humanos não receberam nomes anatómicos. Por conseguinte, designou estes sulcos por **"sulci labiorum rubrorum".[178]**

A cheiloscopia (das palavras gregas cheilos - lábios, skopein - ver) é aplicável sobretudo na identificação de pessoas vivas, uma vez que as impressões labiais são normalmente deixadas nos locais dos crimes e podem fornecer uma ligação direta ao suspeito. A sua utilização na identificação foi recomendada já em 1932 por *Edmond Locard*, em França.[179]

A utilização de impressões labiais para a identificação pessoal em odontologia forense é um método aceite no sistema de justiça penal em todo o mundo, uma vez que as impressões labiais são únicas para uma pessoa, exceto no caso de gémeos monozigóticos.[172] As impressões labiais não são hereditárias e são permanentes. Tal como as impressões digitais, os sulcos labiais são permanentes e inalteráveis. É possível identificar as impressões labiais logo a partir da sexta semana de vida intra-uterina.[180]

Uma investigação pormenorizada sobre as medidas dos lábios, a cor do rouge e a sua diferenciação de uma mancha de sangue são os métodos para obter dados úteis para a aplicação prática forense. Observou-se que as impressões labiais feitas com rouge variavam de pessoa para pessoa.[10]

As impressões labiais podem ser obtidas no local do crime a partir de roupas, chávenas, copos, cigarros, janelas e portas. Normalmente, no local do crime são encontradas impressões labiais, que podem fornecer uma ligação direta ao suspeito. Nos últimos anos, foram desenvolvidos batons que não deixam quaisquer vestígios visíveis após o contacto com a superfície do vidro, com a roupa ou com pontas de cigarro. São referidos como impressões labiais persistentes devido à sua permanência. No entanto, se forem invisíveis, podem ser removidas utilizando materiais como o pó de alumínio e ligações magnéticas.[181,182] Os lábios têm uma glândula sebácea e glândulas sudoríparas entre os bordos dos lábios. As secreções destas glândulas permitem o desenvolvimento de impressões labiais "latentes", à semelhança das impressões digitais latentes.[183]

CLASSIFICAÇÃO DAS IMPRESSÕES LABIAIS-[25]

a) **Santos (1967)[25]**

o Linha reta o Linhas curvas o Linha de ângulos o Curva em forma de seno

b) **Suzuki e Tsuchihasi (1970)-[25]** A rotulagem de um determinado padrão baseia-se na superioridade numérica dos tipos de linhas presentes: verticais, intersectadas, ramificadas ou reticulares.

o **Tipo I** - ranhuras nítidas que atravessam verticalmente os lábios

60

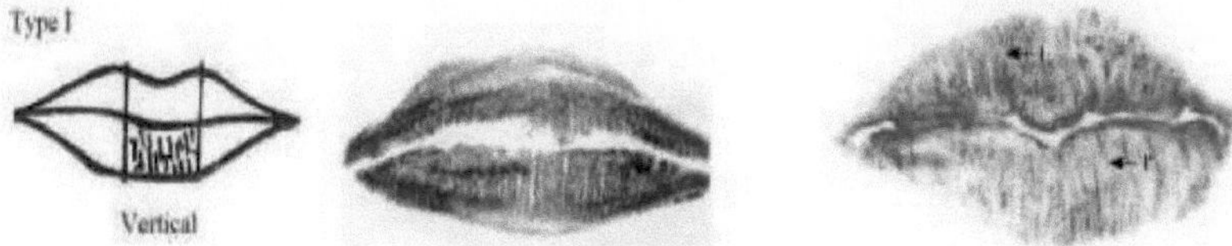

Fig 3B.Ь3- Padrão de tipo I

o **Tipo I'**- comprimento parcial das ranhuras de tipo I

tipo Γ

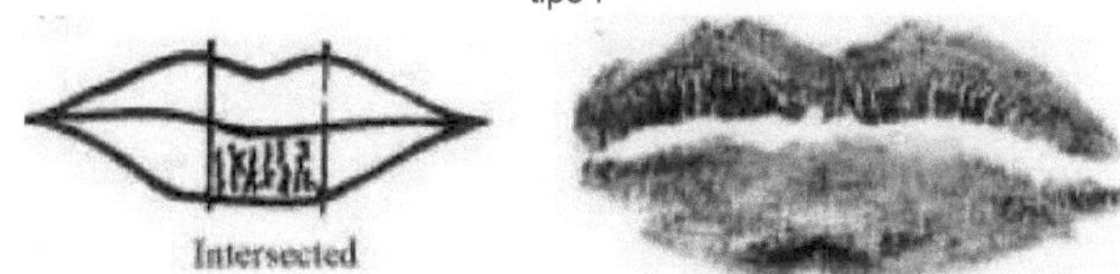

Fig 3B.b4- Padrão "Tipo I

o **Tipo II** - ranhuras ramificadas

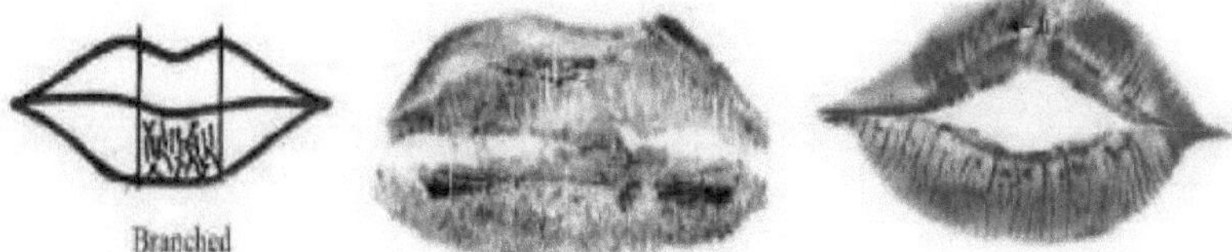

Fig 3B.b5- Padrão de tipo II

o **Tipo III** - ranhuras intersectadas

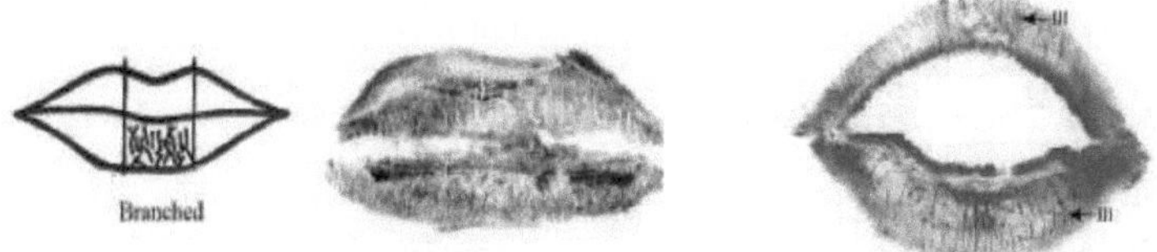

Fig 3B.Ь6- Padrão de tipo III

61

o **Tipo IV** - padrão reticular

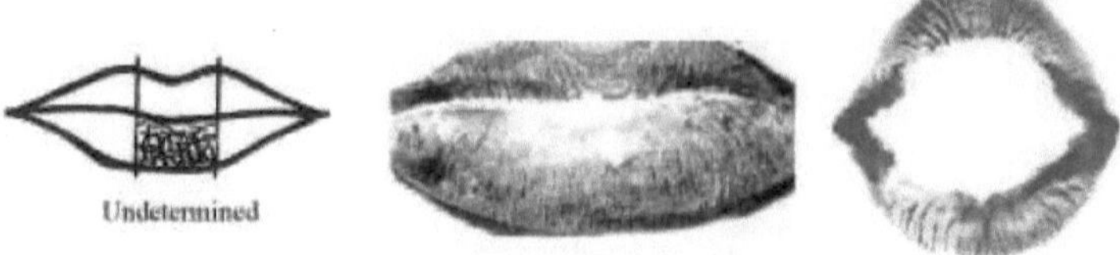

Fig 3B.b7- Padrão de tipo IV

o **Tipo V**- Se predominar mais do que um padrão, é designado por indeterminado

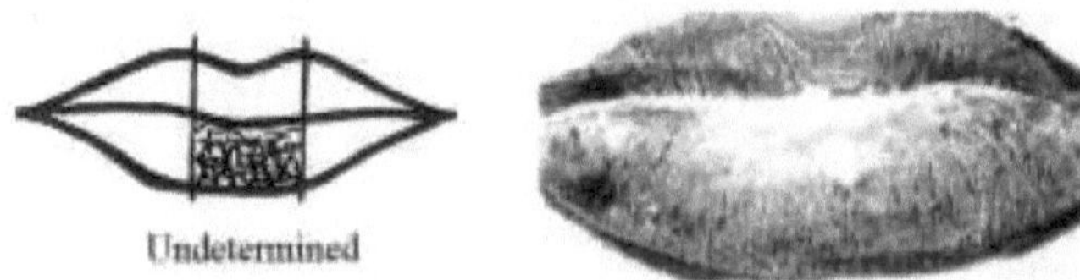

Fig 3B.b8- Padrão de tipo V

Os padrões de Tipo I, I' e Tipo II foram dominantes no sexo feminino. Os padrões de Tipo III e Tipo IV foram encontrados predominantemente em homens.[184,185]

A espessura e a posição dos lábios também foram analisadas por Caldas et al.[172] Ao analisar os aspectos anatómicos, ou seja, a espessura e a posição dos lábios, afirmaram que os lábios podem ser horizontais, elevados ou deprimidos. A espessura dos lábios também varia de acordo com a raça, por exemplo, lábios finos (comuns nos caucasianos europeus), médios (de 8 a 10 mm, são o tipo mais comum), grossos ou muito grossos (geralmente com uma inversão do cordão labial e são normalmente vistos em afro-americanos).[172]

Vários factores podem alterar o registo das impressões labiais. As impressões labiais têm de ser obtidas no prazo de 24 horas após a hora da morte para evitar dados erróneos resultantes de alterações post-mortem dos lábios. O padrão das impressões labiais depende do facto de a boca estar aberta ou fechada. Na posição de boca fechada, o lábio apresenta sulcos bem definidos, enquanto na posição aberta os sulcos são relativamente mal definidos e difíceis de interpretar. Qualquer patologia do lábio, como a mucocele ou qualquer alteração pós-cirúrgica do lábio, pode alterar o padrão de impressão labial. Além disso, a perda de suporte devido à perda de dentes anteriores pode causar alterações nas impressões labiais. Quaisquer resíduos ou fluidos na superfície do lábio, a aplicação de uma camada espessa de batom ou o estiramento excessivo da fita de celofane podem alterar o registo das impressões labiais. Embora as impressões labiais sejam únicas para um indivíduo, quando as linhas não são claras, a identificação individual com base neste traço é extremamente difícil, a menos que o traço contenha mais características individuais, como cicatrizes, fendas, etc.[186,187]

3B.c IMPRESSÕES DE LÍNGUA

IMPRESSÕES DE LÍNGUA

A língua é um órgão do corpo que realiza múltiplas acções, como a articulação da fala, a perceção do sabor e a formação do bolo alimentar. Está bem protegida do ambiente externo e encerrada na cavidade oral, com o palato na face superior, o pavimento da boca na face inferior, os dentes mandibulares nas faces laterais, a região faríngea posteriormente e os lábios anteriormente.[188]

A língua é única para cada pessoa na sua forma e texturas de superfície e é o único órgão interno que pode ser projetado do corpo e facilmente exposto para inspeção. A forma geométrica da língua é geralmente constante e a textura fisiológica da superfície não varia muito, mesmo quando o revestimento da língua muda. A língua é um órgão que pode ser facilmente colocado para fora para ser examinado, mas ao mesmo tempo está bem protegido das influências ambientais e, por conseguinte, é muito difícil de manipular ou forjar.[188]

A impressão da língua é a informação transportada na parte exposta da língua, ou seja, a forma e a textura.[189]

A superfície dorsal da língua é única para cada pessoa. Os traços característicos da língua apresentam diferenças notáveis mesmo entre gémeos idênticos. A língua fornece características estáticas e dinâmicas para a autenticação.[190]

A utilização de impressões da língua para a identificação forense está atualmente em fase de arranque. Para que esta técnica seja bem sucedida, deve estar disponível a fotografia ou impressão da língua antes da morte.[191]

A língua humana promete oferecer um nível de singularidade em termos de forma e textura que não pode ser objeto de engenharia inversa e que é adequado para ser utilizado no reconhecimento da identidade.[190]

CLASSIFICAÇÃO-

Os diferentes aspectos da língua que são considerados para avaliação são a vitalidade, a cor, a forma, a humidade e o movimento, no caso de casos vivos. Os revestimentos superficiais da língua são também classificados com base na cor, que é normalmente branca clara e de camada fina e uniforme. As alterações destas características são indicativas de doença e podem ser utilizadas para fins de diagnóstico.[190]

a) Classificação das características da superfície dorsal da língua[190]

o **Variações texturais na língua-**

• **Fissura da língua ou racha da língua** - A fissura da língua refere-se à presença de sulcos ou ranhuras na superfície dorsal da língua. Podem ocorrer como uma única ranhura ou múltiplas ranhuras e podem ser superficiais ou profundas.

• **Língua lisa** - A língua lisa refere-se a uma língua sem quaisquer fissuras ou fendas

o **Formas da língua** - A forma da língua é analisada tomando como pontos de referência a ponta lingual e o sulco lingual em forma de V.

• Elíptica
• Martelo
• Retangular
• Triangular agudo
• Triangular obtuso
• Quadrado
• Redondo

Outras variações que têm sido observadas na língua são a presença de uma banda fibrosa na ponta da língua, uma fenda ligeira ou parcial na ponta da língua, que aparece como língua bífida.

o **Características da geometria da língua-**

- Com base no comprimento, largura e espessura

b) Classificação de *Stefanescu* - Apresentada por *Stefanescu* et al em 2014.[192]

o **Textura da língua-**

• Fisiológico
• Escrotal
• Geográfico

o **Formas da língua-**
* Ovoide
* Elipsoide
* Retangular
* Pentagonal
* Trapezoidal
* Assimétrico

o **Ranhuras longitudinais-**
* Percetível/Impercetível
* Retilíneo/Twisty
* Superficial/Profundo

o **Ápice lingual-**
* Afiado
* Septado

DIMPORFISMO SEXUAL NAS CARACTERÍSTICAS DA LÍNGUA-

O dimorfismo sexual das características da língua desempenha um papel importante na identificação pessoal. Existem diferenças ou variações específicas nas características da língua entre homens e mulheres. A língua escrotal e a língua geográfica eram características de doentes do sexo feminino. Os doentes com ponta afiada no ápice lingual eram do sexo feminino e os doentes com pontas septadas eram do sexo masculino. Os homens apresentavam múltiplas fissuras verticais e pouco profundas, enquanto as mulheres apresentavam uma única fissura vertical profunda.[190,191] Predominantemente, a língua em forma de U foi observada em ambos os sexos. A língua em forma de V foi observada em 25% das fêmeas. As bordas recortadas foram mais comuns nas fêmeas do que nos machos. Ao comparar o comprimento e a largura da língua entre homens e mulheres, observou-se que os pacientes do sexo masculino tinham um comprimento e uma largura maiores do que os pacientes do sexo feminino. Quando examinada histologicamente, verificou-se uma diferença significativa na orientação das fibras musculares da língua entre homens e mulheres. Estas diferenças foram observadas na região média da língua.[193]

COLECÇÃO DE IMPRESSÕES LINGUÍSTICAS -[191 ,193 ,195]

a) Fotografias digitais - As fotografias digitais da língua podem ser captadas e comparadas com a base de dados *f* para verificação. Um estudo realizado na Universidade Politécnica de Hong Kong em 2007 foi concebido para desenvolver uma base de dados de imagens da língua, que incluía tanto a forma geométrica da língua como as texturas da superfície dos indivíduos e esta base de dados foi considerada um recurso valioso para a avaliação, a comparação e a apreciação.

Foi formulado um software digital que corrige automaticamente a cor e a tonalidade, juntamente com as alterações de posição e as condições da câmara, e que, em seguida, analisa a cor e a textura da língua para a fazer corresponder à sua base de dados e obter uma identificação positiva. Foram experimentados vários métodos para o reconhecimento das imagens da língua, tais como a análise espetral, o filtro de Gabor e a transformada de wavelet, cada um dos quais produzindo uma

resultado diferente. Uma forma de transformada de wavelet discreta é a transformada de wavelet complexa de árvore dupla (DT-CWT). A DT-CWT extrai as características únicas (tamanho, forma e texturas) de cada imagem da língua fornecida e armazena os resultados na base de dados de imagens de impressões da língua.[193]

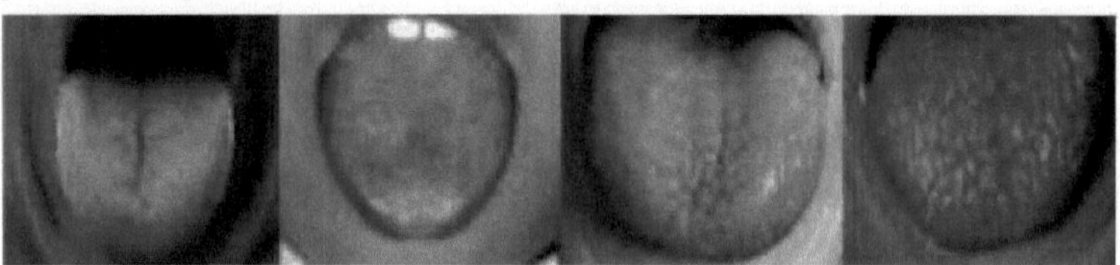

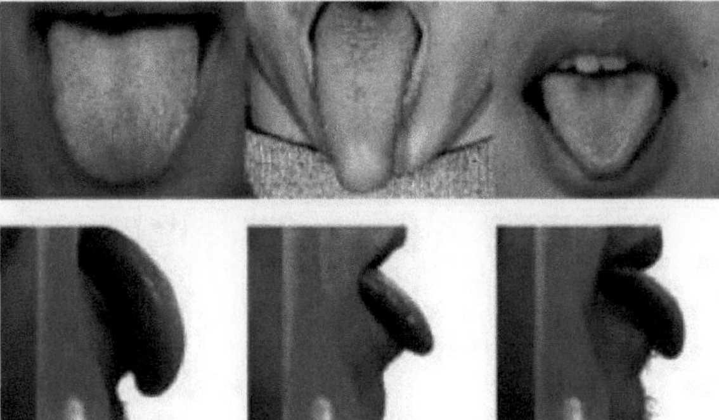

Fig 3B.c2- Variação da forma geométrica

b)   Impressões - A análise tridimensional da língua pode ser efectuada através da obtenção de uma impressão em alginato seguida da preparação de um molde, capturando as características únicas e reproduzindo-as num molde. As impressões linguais (impressão da superfície dorsal juntamente com os bordos laterais) provaram ser úteis na identificação em medicina dentária forense.[191] Os aspectos morfológicos linguais podem ser preservados utilizando a técnica de moldagem em alginato para duplicar os pormenores minuciosos que são únicos para cada pessoa.[53-193]

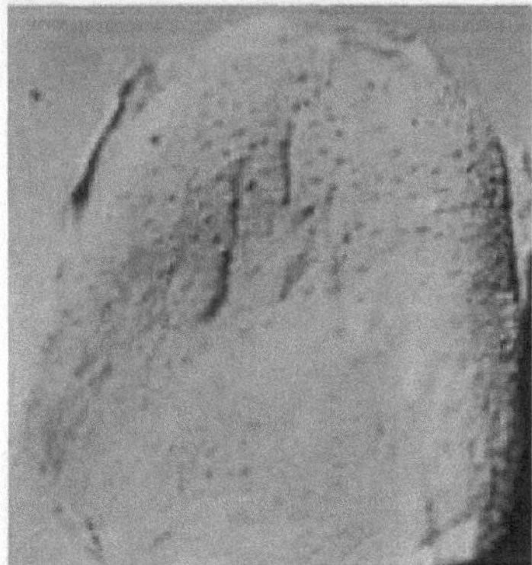

Fig 3B.c3- Molde em gesso dentário de uma impressão da língua

Técnica[194]

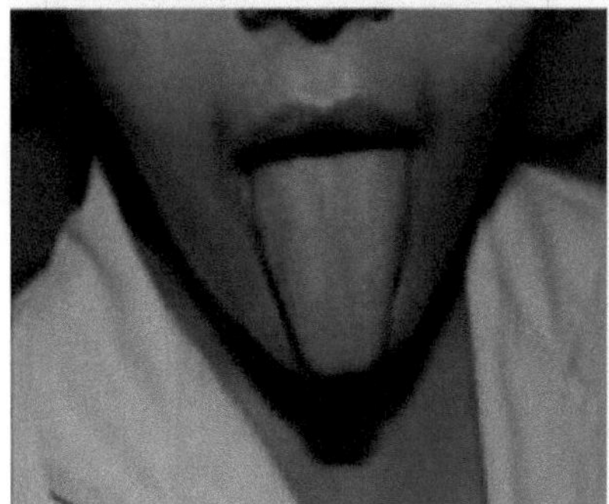

Fig 3B.c4- Aspeto dorsal da língua

65

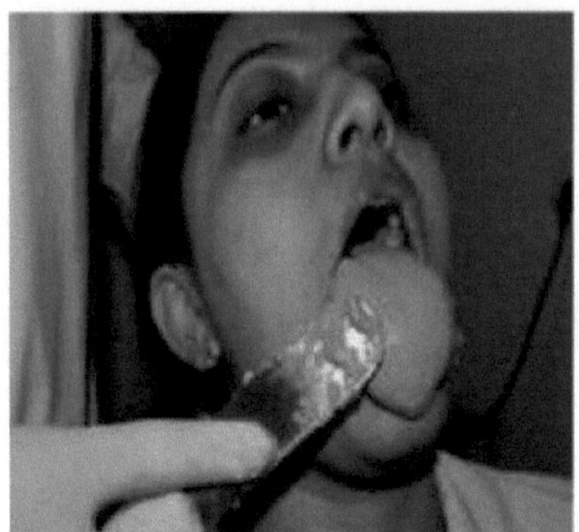

Fig 3B.c5- Aplicação do material de impressão

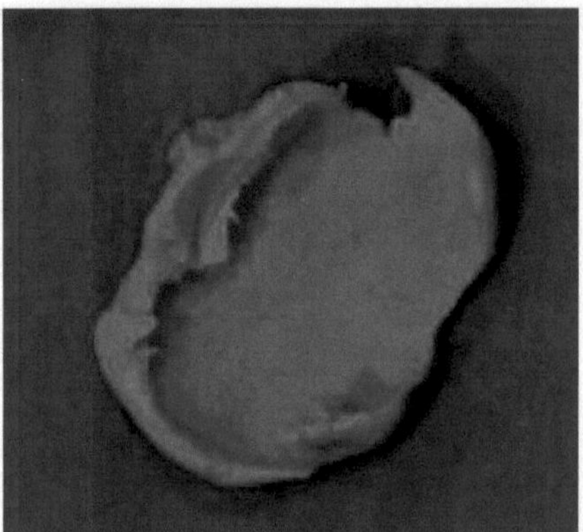

Fig 3B.c6- Impressão da língua

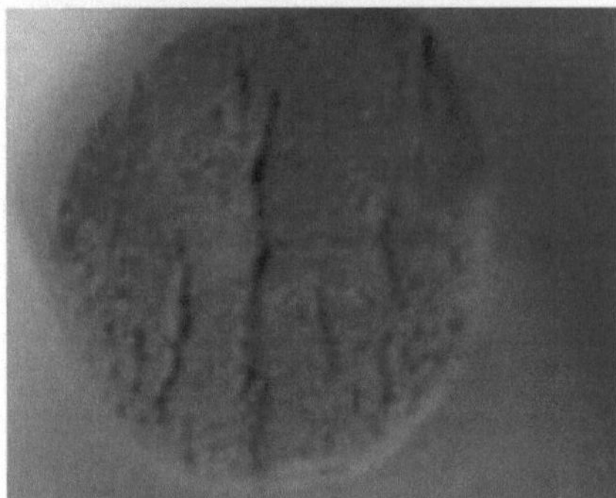

Fig 3B.c7- Réplica positiva de língua em pedra

c)   **Outros métodos-**[191]

•   Capturar o vídeo de uma língua e extrair imagens da mesma, uma vez que a língua é um órgão não rígido.

•   A análise das veias sublinguais, que é um dos métodos comuns utilizados no diagnóstico da língua

66

- Foi utilizada uma técnica de ultra-sons que utiliza um transdutor de ultra-sons colocado na área sublingual para analisar a função da língua
- Também pode ser efectuado um exame histológico da língua

Em conclusão, a impressão lingual, juntamente com a sua imagem fotográfica, podem constituir métodos seguros de identificação em medicina dentária forense, quando utilizados em conjunto com métodos como a queiloscopia e a rugoscopia.[53][190]

PARTE 3

PAPEL DA MEDICINA DENTÁRIA CONSERVADORA NA ODONTOLOGIA FORENSE

A medicina dentária conservadora é definida por *Sturdevant* como "a ciência e arte da medicina dentária que lida com o diagnóstico, tratamento e prognóstico de defeitos dos dentes, que não requerem restaurações de cobertura total para correção. Este tratamento deve resultar na restauração da forma, função e estética adequadas, mantendo a integridade fisiológica dos dentes em relação harmoniosa com os tecidos duros e moles adjacentes, o que deve melhorar a saúde geral e o bem-estar do paciente".[196]

Em termos simples, a medicina dentária conservadora é o ramo da medicina dentária que se ocupa da restauração da estrutura dentária que se perdeu devido a causas cariosas ou outras causas não cariosas.

A cárie dentária é uma das doenças mais prevalentes no mundo, pelo que assumir que a maioria dos indivíduos terá recebido uma obturação ou várias obturações ao longo da sua vida não é uma afirmação exagerada.

A identificação da vítima através de registos dentários está bem estabelecida e pode ser o método preferido para determinar a identidade quando uma vítima está decomposta, desarticulada ou incinerada. A dentição representa uma das estruturas mais resistentes do corpo humano e pode sobreviver a condições extremas. É também uma excelente fonte de distinção entre indivíduos. As combinações de dentes restaurados, não restaurados, ausentes e cariados podem ser tão únicas como uma impressão digital, uma vez que a probabilidade de duas dentições serem iguais é muito baixa. É esta singularidade que permite que a comparação dentária seja um meio de identificação legalmente aceitável, mesmo que reste um dente. Nesta condição, só é aceitável se o examinador estiver seguro da análise e puder fornecer provas razoáveis das suas conclusões. Se o examinador dispusesse de mais uma variável para além dos descritores restaurado, não restaurado, em falta e cariado, por exemplo, a marca da restauração, então o examinador teria mais um grau de certeza no qual basear a sua conclusão. Assim, o conhecimento dos materiais de restauração pode ser um grande trunfo para ajudar na identificação.[197]

O método utilizado para a identificação das vítimas de catástrofes é a análise comparativa post-mortem dos dados dentários e das impressões digitais. Normalmente, são necessárias doze características dentárias concordantes para a identificação dentária.[198] Uma vítima que apresente um conjunto de dentes cariados, ausentes ou obturados, com uma configuração específica, é provavelmente rara e deve conduzir à identificação na maioria dos casos.[198] Estudos demonstraram que as radiografias ante-mortem e post-mortem de obturações têm exatamente a mesma morfologia e que esta imagem é única e é considerada como uma caraterística extraordinária. Uma caraterística extraordinária é uma caraterística que não ocorre em mais de 10% da população. Uma caraterística extraordinária pode ser suficiente, em determinadas circunstâncias, para efetuar uma identificação positiva e, nessa situação, as doze características concordantes não são necessárias para a identificação dentária.[198]

As restaurações podem ajudar na identificação de uma vítima das seguintes formas

A) Identificação da etnia ou do local de residência da pessoa

As restaurações dentárias podem, por vezes, indicar a etnia do indivíduo[199], os métodos de restauração em certos países ou regiões podem ser únicos e não ser utilizados em nenhum outro local.[11] A determinação do local de residência provável pode basear-se nas técnicas dentárias, na qualidade do trabalho e nos materiais dentários que foram utilizados para restaurar a dentição do falecido. Parte-se do princípio de que a pessoa teve o seu trabalho dentário efectuado no seu país de residência. É pouco provável que se possa identificar com exatidão um determinado país, mas é possível identificar áreas geográficas. As técnicas dentárias e os materiais disponíveis para as executar variam muito e são geralmente influenciados pela riqueza do país. A formação dentária também é muito variável e, em muitos países, há pouca ou nenhuma formação dentária formal.[200] A utilização de restaurações dispendiosas pode também sugerir o estatuto social e económico de um indivíduo.[201] Isto é ilustrado com o seguinte exemplo:

A medicina dentária russa pode ser frequentemente classificada pela utilização de metais não preciosos com coroas de acrílico em vez de coroas de porcelana, pela utilização de metais não preciosos na parte anterior da arcada dentária e por *um* trabalho de qualidade geralmente inferior ao que se vê no Ocidente. É de notar que se trata de generalizações e que, com o aumento da riqueza na Rússia, é de prever um aumento da qualidade dos cuidados de saúde. Caso se observem tais tratamentos, é altamente improvável que o trabalho tenha sido efectuado no Ocidente, sendo mais provável que tenha tido origem na antiga região soviética.[200]

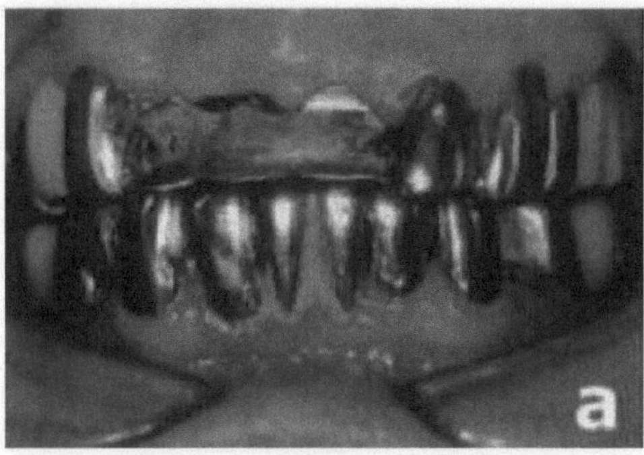

Fig 4.1- As ilustrações servem como exemplos de trabalhos de restauração russos típicos

O segundo exemplo vem da China. Neste exemplo, o trabalho dentário foi um indicador de que o indivíduo era da Ásia ou tinha passado algum tempo na Ásia. O trabalho dentário utiliza apenas dois dentes naturais (caninos) para dar suporte a um trabalho de ponte extenso. A ponte é de acrílico com componentes de madeira e uma estrutura metálica subjacente. No Ocidente, os tratamentos mais prováveis teriam sido uma dentadura amovível, uma sobredentadura ou próteses suportadas por implantes.[200]

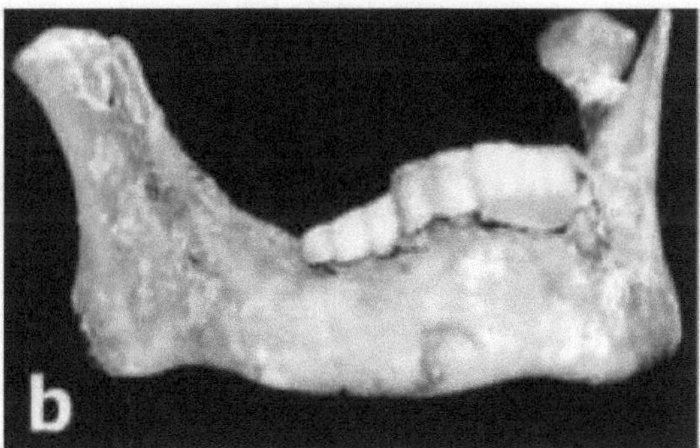

Fig 4.2- As ilustrações servem como exemplos de trabalhos de restauro típicos da China

Estes dois exemplos servem para ilustrar que o trabalho dentário pode ser um possível indicador do local de residência. Técnicas de restauração invulgares podem alertar o investigador para a possibilidade de o indivíduo ser originário ou ter passado algum tempo num país estrangeiro. É importante lembrar que em qualquer país podem ser efectuados trabalhos dentários de boa ou má qualidade. No entanto, os desvios invulgares ou grosseiros da norma devem ser sempre considerados como potencialmente significativos.[200]

B) Estimativa da hora da morte-

Ze/zc eta/h tinha efectuado *uma* análise química de restaurações dentárias para determinar se estas eram úteis na determinação do tempo decorrido desde a morte e na identificação de restos humanos esqueletizados. As vítimas incluídas no estudo eram indivíduos que foram abatidos numa batalha durante a Grande Guerra e a Segunda Guerra Mundial e cujos restos mortais esqueletizados foram analisados para identificação. A morfologia dos dentes, as lesões de cárie, as obturações dentárias e a ortopantomografia do maxilar atual foram incluídas no estado dentário das vítimas. Seis dentes com obturações dentárias foram ainda analisados quimicamente e a sua composição elementar foi determinada.[202]

A primeira obturação tinha amálgama de cobre, o que permite inferir que foi utilizada até ao início do século XX, e a presença de base de fosfato de zinco revela que se tratava do cimento dentário mais antigo de Harvard, que ainda está a ser utilizado.[202]

Os segundos dentes com destruição óssea acima da raiz sugerem que não foi feito um canal radicular para evitar a infeção odontogénica e confirmam um mau trabalho dentário.[202]

As outras duas obturações foram identificadas como amálgamas convencionais com baixo teor de cobre, que foram utilizadas até à década de 1960. As duas últimas obturações eram de grupos de silicato que estavam em prática até à invenção dos compósitos em 1962.[202]

Assim, com a análise química e com base no facto histórico de que materiais dentários de várias composições foram introduzidos na prática dentária e abandonados em determinadas épocas, é evidente que os indivíduos viveram depois de 1910 e antes de 1960 e num país com um serviço dentário bem desenvolvido. Assim, é fundamental que as restaurações dentárias ajudem no processo de identificação e estimativa do tempo decorrido desde a morte e também da provável região onde o indivíduo viveu [202]

C)   Radiografias de restaurações-

A radiografia tornou-se uma ferramenta indispensável na prática clínica porque ajuda a visualizar lesões e anomalias nos tecidos duros ou moles que normalmente não podem ser vistas a olho nu.[199] Estes registos também se tornam uma fonte valiosa de informação quando surge a necessidade de correlação de dados ante-mortem e post-mortem, uma vez que são métodos fiáveis de comparação e muito fáceis de reproduzir.[203]

Trata-se de um procedimento de investigação forense vital e é vantajoso em relação à avaliação fotográfica, uma vez que podem ser analisadas as características anatómicas externas e internas. As curvaturas únicas das raízes, as restaurações e os tratamentos endodônticos podem ser eficazmente comparados em radiografias ante-mortem e post-mortem de restos dentários.[204]

A comparação das características dos mesmos quadrantes, dentes ou mesmo da superfície do dente é necessária para estabelecer a identificação[205] e para confirmar a identificação de uma pessoa. Muitos países exigem que muitas dessas características coincidam ou sejam tão próximas quanto possível para serem declaradas como uma identificação.[206] Há alguma ambiguidade entre os autores quanto ao número de características concordantes necessárias para confirmar uma identificação positiva.[74,207,208]

Esta ambiguidade deve-se ao facto de, durante a identificação por estruturas dentárias, se ter observado que, por vezes, apenas uma comparação de radiografias ante-mortem e post-mortem é suficiente para a identificação, enquanto em certos casos *a* concordância de três a quatro características pode ainda ser classificada como inconclusiva.[208]

A American Dental Association e o Council on Dental Materials, Instruments and Equipments declararam que os materiais de restauração dentária devem ser radiopacos, o que constitui um dos cinco requisitos básicos que devem ser cumpridos[209] A radiopacidade de uma restauração facilita a identificação de restaurações existentes, cáries primárias e secundárias, avaliação de contactos e contornos, saliências e grandes espaços vazios numa restauração existente. Uma radiopacidade demasiado alta ou demasiado baixa interfere com o potencial de diagnóstico exato.[210]

Em 1980, A'/cv'/'-V/rfw afirmou que nenhuma caraterística física ou dentária é única, mas as características físicas possuem algum potencial de diferenciação, dependendo da frequência de ocorrência[211] Vários investigadores estudaram o aspeto de diferentes restaurações dentárias em radiografias para compreender o seu valor na identificação forense.[211]

Keieer-\'elle(Hi) afirmou que a unidade mais pequena a considerar na comparação de radiografias para identificação são as superfícies restauradas dos dentes. A comparação destas radiografias com registos dentários bem conservados facilita a identificação por meios dentários.[7]

As restaurações de amálgama eram muito populares no passado e agora, com a crescente preocupação com a eliminação eficaz do mercúrio e com a estética, os compósitos e os cimentos de ionómero de vidro tomaram de assalto o mundo das restaurações dentárias.

Assim, assumir que as restaurações intra-coronárias mais comuns que seriam encontradas na cavidade oral seriam amálgama, cimento de ionómero de vidro ou compósito não é errado.

a)   Potencial de identificação forense da amálgama através de radiografias-

Em 1983, *Phillips efectuou* um estudo sobre os padrões de restauração de amálgama e a sua singularidade e concluiu que as obturações de amálgama no primeiro molar têm um baixo grau de singularidade.[212]

Pelo contrário, *Byrcmanu e Grdnckihl* em 1990, através do seu estudo, concluíram que quando dois conjuntos de radiografias bitewing de dentes restaurados são comparados, os observadores podem identificar com exatidão todos os casos em que estão presentes restaurações simples de amálgama.[213]

A radiografia bitewing dentária padrão é utilizada para detetar cáries interproximais, mas também fornece uma vista específica das restaurações dentárias que pode ser duplicada para efeitos de identificação. As radiografias bitewing antemortem e post-mortem não estão frequentemente no mesmo ângulo e resultam em imagens distorcidas das restaurações.[212]

Num estudo realizado por *Philip e Stuhlinger,* o aumento das angulações de uma radiografia bitewing da mesma restauração de amálgama composta foi efectuado para determinar em que ângulo a imagem fica suficientemente distorcida para não ser reconhecida. Foram registadas radiografias bitewing das mesmas duas restaurações a 5°, 10°, 15° e 20° superior, inferior, mesial e distal à radiografia bitewing original de 0° e os resultados mostraram que a distorção da imagem a 15" se tornou óbvia, mas a 20° nenhuma das imagens pôde ser comparada com a radiografia bitewing original.[214]

Phillips e Stuhlinger também afirmaram que se as radiografias ante-mortem e post-mortem de uma restauração de amálgama composta forem exatamente iguais, então esta caraterística é única e pode ser utilizada para identificação.[214]

Foram encontradas algumas desvantagens durante a visualização da amálgama em radiografias em cenários clínicos e estas desvantagens também colocam problemas durante o exame forense: a radiopacidade extrema da amálgama não é ideal para a deteção radiográfica de cáries e defeitos adjacentes a restaurações, uma vez que a elevada radiopacidade interfere diretamente no contraste, prejudica a acuidade visual e, consequentemente, diminui a perceção dos detalhes.[210]

b)   Potencial de identificação forense de compósitos através de radiografias-

Os compósitos à base de resina que foram introduzidos inicialmente tinham uma fraca radiopacidade, mas após a incorporação de várias partículas de enchimento radiopacas na matriz, como partículas de vidro e cerâmica contendo metais pesados, como alumínio, bário, estrôncio, zircónio e itérbio, a radiopacidade dos compósitos actuais aumentou significativamente e pode ser facilmente detectada nas radiografias.[215]

A radiopacidade de um material de restauração em compósito é um constituinte importante, uma vez que influencia as propriedades opalescentes que imitam o esmalte e também proporciona contraste radiográfico com a estrutura dentária.[198] Das várias marcas de compósito disponíveis atualmente no mercado, diz-se que uma marca de compósito comummente utilizada, denominada Tetric-N- Ceram, tem uma radiopacidade de 400% de alumínio.[216]

honPsgh e Phillips em 2009, realizaram um estudo comparando restaurações de compósito e encontraram resultados encorajadores que podem ser usados na identificação de vítimas.[198] Foram seleccionados dentes pré-molares tipodontes; as cavidades foram preparadas e restauradas com resinas compostas. Destes, foram recolhidos 30 dentes pré-molares com preenchimento mesio-oclusal-distal em compósito. Foram tiradas duas radiografias dentárias exactas. Um grupo de 30 radiografias foi rotulado como SET1 e 10 radiografias duplicadas escolhidas aleatoriamente com 2 radiografias sem correspondência foram rotuladas como SET2. Vinte examinadores treinados foram instruídos para fazer corresponder as radiografias SET1 e SET2. Dezoito dos 20 examinadores corresponderam exatamente a 12 obturações. Assim, se estiverem disponíveis radiografias ante-mortem e post-mortem de uma única obturação composta, a sua morfologia é única e pode ser utilizada para a identificação em massa de desastres.[198]

Bafavathi et nl estudaram restaurações de compósito como *uma* ferramenta na identificação forense em 2013. Neste estudo, foram seleccionados 30 dentes primeiros molares mandibulares tipodontes em plástico. Em todos os dentes, foram preparadas cavidades de classe II (proximo-oclusal) e preenchidas com compósitos fotopolimerizáveis. Foram efectuados dois conjuntos de radiografias, um para simular ante-mortem e outro para simular post-mortem para 30 dentes. Um conjunto de 30 radiografias representando ante-mortem foi rotulado como SET 1 e 10 radiografias escolhidas aleatoriamente do outro conjunto representando post-mortem com duas outras radiografias foram rotuladas como SET 2. Foi pedido a 30 profissionais com formação em medicina dentária que fizessem corresponder as imagens radiográficas de SET 1 e SET 2. Verificou-se que 15 dos 30 profissionais corresponderam corretamente as imagens de SET1 e SET2. Na análise dos resultados, obteve-se um valor estatisticamente significativo de 0,83, comprovando assim a validade deste método.1 Assim, as radiografias dentárias ante-mortem e post-mortem podem ser utilizadas para uma identificação bem sucedida, se a forma da restauração de compósito for única. No entanto, na vida real, o desgaste e a fratura das restaurações, as alterações na dentição e os erros radiológicos exigem a importância de mais investigação neste estudo.[199]

D) Identificação de restos de restaurações após incineração-

Como já foi referido, os dentes têm uma elevada resistência aos efeitos ambientais, como o fogo, a dessecação e a decomposição, e esta propriedade dos dentes fez da odontologia forense a realidade que é hoje, uma vez que é possível obter uma identificação humana fiável, especialmente quando a destruição das vítimas queimadas é extensa em acidentes com fogo.[217]

A apresentação de restos mortais incinerados e fragmentados pode criar uma situação difícil para a identificação da vítima. Os métodos normais de identificação, como a comparação de impressões digitais e a análise de ADN, podem não ser possíveis se os danos forem extremos. A comparação de raios-X dentários também pode não ser viável se a relação estrutural da dentição tiver sido destruída.[217]

Durante os exames post-mortem, foram utilizados vários métodos para melhorar a identificação macroscópica da presença destes materiais de restauração. Estes incluem solução reveladora de placa bacteriana, corantes (vermelho de alizarina), transiluminação e fluorescência quantitativa induzida por luz. Quando um dente é incinerado, a desidratação provoca a contração e a fragmentação do dente, causando a deslocação do material de restauração.[217]

As temperaturas elevadas podem alterar drasticamente o aspeto físico dos dentes, uma vez que estes se tornam frágeis e sofrem retração e fragmentação. No entanto, as temperaturas elevadas não destroem a maioria dos materiais dentários.[218]

O conhecimento da deteção de material restaurador residual e da composição da restauração adjacente não recuperada é uma ferramenta valiosa na identificação presuntiva da dentição de uma vítima de queimadura. O ouro, a amálgama de prata, a restauração de silicato, etc., têm uma resistência diferente a temperaturas elevadas prolongadas, pelo que a identificação de corpos queimados pode ser correlacionada com qualidades e quantidades adequadas dos vestígios. A maior parte do exame dentário baseia-se fortemente na presença da restauração, bem como na relação de uma estrutura dentária com outra. Isto limita muito a pesquisa para a identificação final que se baseia em dados post-mortem.[67]

Foram realizados diferentes estudos com resinas, expondo-as a temperaturas elevadas, onde se observou o branqueamento das resinas quando expostas a 900°C durante 90 min, de tons cinzentos a pretos quando se expuseram as resinas a temperaturas de 260° C a 500° C durante 5 a 30 min e de branco a castanho a 400º C, não sendo detetável qualquer vestígio do material em qqo6c 219.220.221

Em 2014, foi realizada uma análise microscópica eletrónica de varrimento de dentes incinerados por CAetaw/W e *Snchitra Gosavi*, em que dentes saudáveis, não restaurados e restaurados foram expostos a temperaturas pré-determinadas e as alterações foram observadas com microscopia eletrónica de varrimento para determinar se algum achado a essa temperatura era significativo para análise forense. Cento e trinta e cinco dentes foram extraídos, desinfectados em solução de hipoclorito de sódio a 5% e divididos em quatro grupos. Os quatro grupos consistiram em:[222]

o **Grupo 1:** Dentes sem patologia

o **Grupo 2:** Dentes com prótese de coroa fixa em cerâmica

o **Grupo 3:** Dentes com restauração de compósito de classe I

o **Grupo 4:** Dentes com restaurações de cimento de ionómero de vidro de classe I

As amostras foram armazenadas numa solução de cloreto de sódio a 0,9% à temperatura ambiente para simular as condições da cavidade oral. Os dentes não restaurados foram colocados em revestimento e expostos a temperaturas pré-determinadas de 200OC, 400OC, 600OC, 800OC, 1000OC e os dentes restaurados foram expostos a 1000OC. As amostras de dentes queimados foram revestidas com material ultrafino condutor de eletricidade, como o ouro, e examinadas ao microscópio eletrónico de varrimento. Os resultados mostraram que, a temperaturas mais elevadas, o esmalte, a dentina, o compósito, o cimento de ionómero de vidro e a coroa de cerâmica foram identificados com alterações na estrutura e na cor, juntamente com marcas de instrumentos nas cavidades dos dentes. Por conseguinte, a microscopia eletrónica de varrimento de dentes gravemente queimados, que podem passar despercebidos nos enormes resíduos do incêndio, constitui uma ajuda útil na identificação e análise.[222]

Fairypieve (1994) apresentou um relato de caso em que a MEV foi utilizada para identificar o tipo e a posição de restaurações dentárias em dentes submetidos a altas temperaturas, esmagamento proposital e dispersão.[223]

As vantagens da utilização do microscópio eletrónico de varrimento na análise de dentes queimados são o facto de fornecer detalhes estruturais finos, exigir apenas uma pequena amostra e não destruir a amostra já frágil [222]

Saviio et a/, em 2006, efectuaram um estudo in-vitro que examinou as características radiográficas de uma amostra de 90 dentes humanos expostos a diferentes temperaturas experimentais, variando entre 200º-1100ºC. Foram analisadas a aparência radiográfica e a progressão das fissuras nos tecidos duros dentários, a interface dente-restauração e as alterações dimensionais nas restaurações. Foram observadas fissuras entre o tecido dentário e as restaurações a 800º C, enquanto a forma das obturações foi mantida parcialmente a 1100º C. O efeito de um stress térmico de 1000º C em dentes tratados endodonticamente com uma restauração de amálgama, manteve a sua forma e dimensões. A coroa parece estar descolada e as fissuras profundas dentro dos tecidos duros são aparentes.[224]

Patidar et a/ examinaram a resistência dos dentes e de diferentes materiais de restauração, bem como da mandíbula, a uma temperatura e duração variáveis, para efeitos de identificação.[67]

Os materiais de restauração incluídos no estudo foram o cimento de fosfato de zinco, a amálgama de prata, o cimento de ionómero de vidro, a coroa metálica de níquel-crómio e a coroa de cerâmica.[67]

O efeito da incineração foi estudado a 400º C durante 5 minutos, 15 minutos e 30 minutos, respetivamente, bem como o efeito da incineração a 1100º C durante 15 minutos.[67]

Os resultados obtidos foram[67]

a) **Dentes não restaurados** - Mudança de cor variando de castanho e preto a cinzento. À temperatura mais elevada, apresentam um aspeto cinzento e fragmentação.

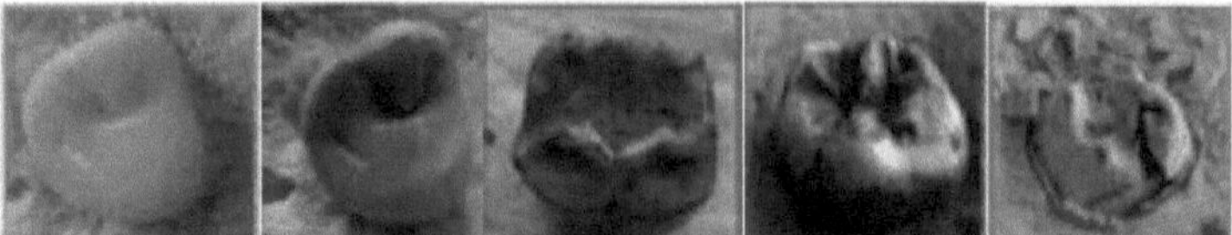

Fig 4.3- Dentes não restaurados antes da queimadura, após queimadura a 400° C durante 5 minutos, 15 minutos e 30 minutos, e queimados a 1100° C durante 15 minutos

b) **Cimento de fosfato de zinco** - Os dentes restaurados com cimento de fosfato de zinco apresentaram principalmente descoloração, fissuras, fendas e, finalmente, desintegração à temperatura mais elevada.

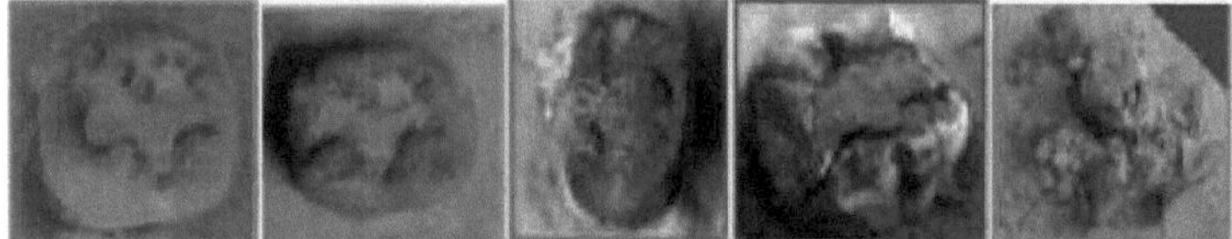

Fig 4.4- Dentes restaurados com Fosfato de Zinco, antes da queima, depois da queima a 400° C durante 5 minutos, 15 minutos e 30 minutos, e queimados a 1100° C durante 15 minutos

c) **Amálgama de prata** - Os dentes restaurados apresentaram perda de selagem marginal e descoloração, seguida de glóbulos de restaurações à temperatura mais elevada.

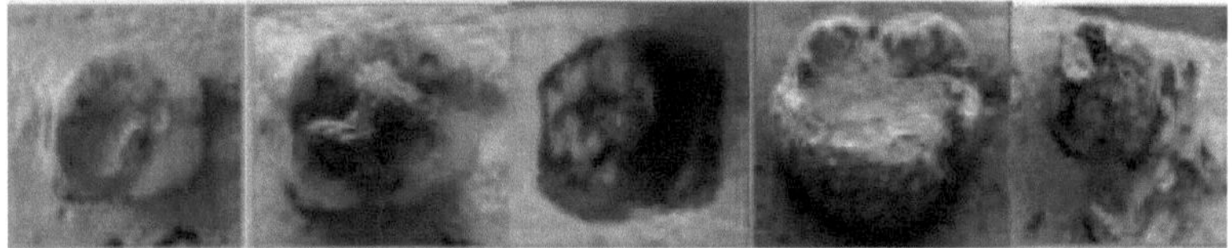

Fig 4.5- Dentes restaurados com amálgama de prata, após queima a 400° C durante 5 minutos, 15 minutos e 30 minutos, e queima a 1100° C durante 15 minutos

d) Cimento de ionómero de vidro - Apresentou descoloração, fissuras e fracturas

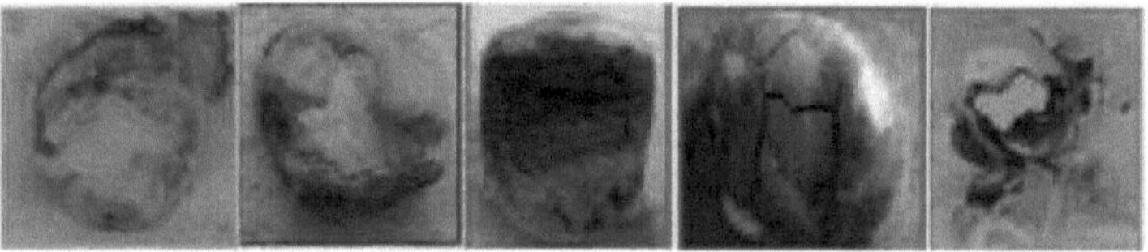

Fig 4.6- Dentes restaurados com Cimento de Ionómero de Vidro, após queima a 400° C durante 5 minutos, 15 minutos e 30 minutos, e queima a 1100° C durante 15 minutos

e) Coroas metálicas de níquel-crómio - Inicialmente apresentavam perda de esmalte com a mas à temperatura mais elevada as coroas deslocavam-se.

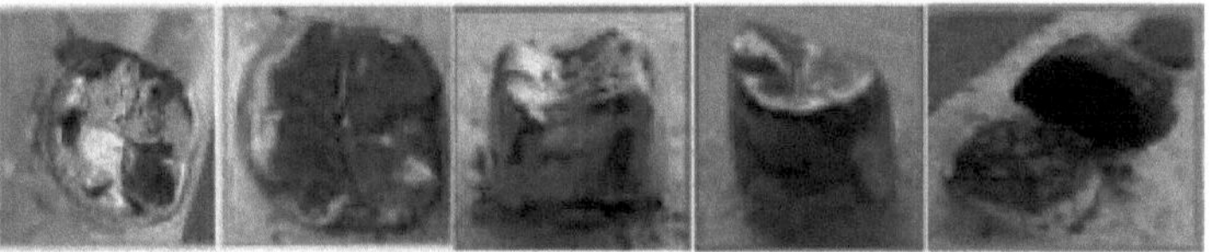

Fig 4.7- Dentes com coroas metálicas de Níquel-Crómio, após queima a 400° C durante 5 minutos, 15 minutos e 30 minutos, e queima a 1100° C durante 15 minutos

f) Coroas de cerâmica - Inicialmente, não foram observadas alterações, exceto o afrouxamento, mas a 1100°C mostraram uma perda de morfologia.

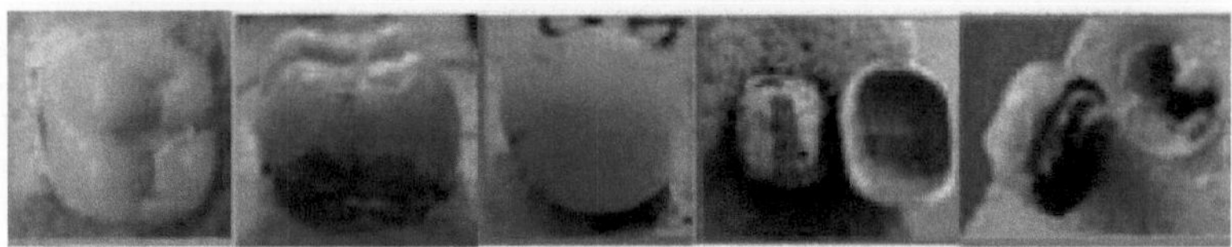

Fig 4.8- Dentes com coroas de cerâmica, depois de queimados a 400° C durante 5 minutos, 15 minutos e 30 minutos, e queimados a 1100° C durante 15 minutos

anttle et *al realizaram* um estudo para compreender as propriedades químicas e físicas da resina composta em função da temperatura para ajudar na identificação de resinas compostas em circunstâncias de incineração. Cada amostra foi colocada num cadinho de porcelana e os 27 discos foram expostos a temperaturas que variavam entre a temperatura ambiente e 900OC em incrementos de 100OC.[225]

A análise foi realizada com espetroscopia de infravermelhos com transformada de Fourier, espetrofotometria de luz ultravioleta-visível, microscopia eletrónica de varrimento/espetroscopia de raios X com dispersão de energia, microscopia ótica e iluminação UV, tendo sido anotadas as características do material em cada intervalo de temperatura.[225]

A absorção selectiva de luz pelas resinas compostas nas regiões UV e infravermelho (IR) do espetro eletromagnético torna o UV-VIS e o FTIR técnicas valiosas para a caraterização destes materiais.[225]

Quando expostas a temperaturas crescentes, as alterações que ocorrem nas moléculas orgânicas e nos fluoróforos encontrados nas resinas podem ser determinadas por inspeção visível sob iluminação UV e utilizando UV-VIS. Ao medir a absorvência da luz UV e visível em função do comprimento de onda de iluminação, o espetro resultante permite determinar as alterações químicas que ocorrem num material dentário. Neste estudo, a iluminação UV foi efectuada com um comprimento de onda de 365 nm.[225]

Do mesmo modo, o FTIR é um método analítico utilizado para medir o comprimento de onda da luz que um determinado material absorve na gama espetral de IV. Esta técnica produz padrões de absorção de IV únicos para os componentes orgânicos e inorgânicos dos materiais.[225]

O SEM/EDS revela informações pormenorizadas sobre a topografia da superfície e a composição elementar e, juntamente com a microscopia ótica, pode ser utilizado para compreender as alterações na refletividade e na cor causadas pela pirólise e subsequente fusão das partículas de carga.[225]

Os resultados do estudo foram que a identificação das características do material compósito foi possível em cada intervalo de temperatura. Os componentes orgânicos e as propriedades de fluorescência perderam-se a temperaturas superiores a 300OC. O componente inorgânico permaneceu até 900OC. Esta informação pode ajudar na deteção de resina em circunstâncias de alta temperatura.[225]

Em alguns cenários, a identificação positiva de passageiros incinerados não identificáveis foi feita após um acidente de avião no desfiladeiro Taieri da Nova Zelândia. Os dois cadáveres foram identificados positivamente utilizando *uma* série de radiografias de boca inteira para identificar restaurações anteriores de compósito e amálgama como directrizes.[226]

E) Identificação de restaurações de amálgama

Dortalova et al., em 2012, aplicaram a utilização do microscópio eletrónico de varrimento CamScan2 associado a um microanalisador de radiação X caraterístico EDAX 9900 em medicina dentária forense. Num estudo de caso, ao comparar o registo antemortem da pessoa desaparecida com o ortopantomograma, a ficha dentária e os achados post mortem, afirmaram que a maioria dos achados correspondia uns aos outros. Foram encontradas nos dentes várias obturações de amálgama e pontes de liga de ouro. A análise das obturações e da liga de pôntico amarelo foi efectuada para conhecer a sua composição e, portanto, o provável produtor. A amálgama SAFARGAM e a liga nobre Aurix foram analisadas de forma análoga ao material de comparação. As análises efectuadas confirmaram que o material de enchimento e a liga amarela da ponte têm uma composição análoga à do material Safargam e Aurix, de produção checa.[227]

F) Identificação de restaurações compostas

Os compósitos de cor dentária colocados em grande número têm constituído um desafio para os odontologistas forenses, uma vez que as resinas bem colocadas podem ser difíceis de reconhecer, tanto a nível clínico como radiográfico.[228]

a) Identificar a presença de restaurações compostas

1. **Análise de tomografia computorizada** - Para determinar o potencial de identificação dentária das obturações de compósito utilizando a análise de tomografia computorizada tridimensional, *Sakuma et al. tiveram* como objetivo identificar resinas compostas em 15 dentes humanos extraídos com base nos seus valores de unidade Hounsfield (HU) em exames de tomografia computorizada. Foram preparadas cavidades de classe I, classe III e classe V em molares, incisivos e pré-molares, e preenchidas com diferentes materiais compósitos. Em seguida, os dentes foram embebidos em anidrite e examinados com um tomógrafo de 16 detectores múltiplos.[229]

A localização das obturações de resina foi apresentada em imagens 3D em pixéis a 4000 HU. O compósito radiolúcido foi distinguido do esmalte devido às unidades Hounsfield (HU) diferentes, mas não foi determinado qualquer limite entre o compósito radiopaco e o esmalte. Assim, as resinas compostas foram representadas em imagens de reconstrução multiplanar para visualização de imagens. Devido à qualidade degradada das imagens e ao limite de escala da TC, este método é utilizado como um complemento para a identificação dentária. No entanto, em desastres súbitos e inesperados, as imagens de TC 3D reconstruídas foram comparadas com dados radiológicos ante-mortem em esforços de identificação pessoal em grande escala. De acordo com os autores, a radiofotografia post-mortem forneceu informações bidimensionais das restaurações e forneceu um registo dentário incorreto, resultando em erros de identificação. Por conseguinte, as imagens de TC post-mortem permitem uma identificação dentária mais exacta em odontologia forense.[229]

2. **Identificação por DiFOTI-**

Com o DiFOTI, os padrões de reflexão, dispersão, transmissão e absorção da luz são importantes para discriminar as características estruturais internas dos dentes, incluindo a identificação da restauração.[230]

A máquina disponível no mercado que funciona segundo o princípio DiFOTI é a DIAGNOcamTM. Embora o DiFOTI tenha sido utilizado para detetar lesões de cárie dentária em superfícies de esmalte aproximadas, é possível aplicar os mesmos princípios à deteção de restaurações da cor do dente, uma vez que estas transmitem a luz de forma diferente da estrutura do dente natural.[230]

O DIAGNOcam™ utiliza luz de infravermelhos próximos (NIR), uma vez que o esmalte é transparente, enquanto a dentina se dispersa mais fortemente devido à presença de água. As restaurações dispersam a luz e parecem escuras, e a extensão desta dispersão varia de acordo com a composição do material. Quando um material de restauração dispersa a luz de uma forma semelhante à dentina, é mais difícil de detetar. A maioria das restaurações à base de cerâmica absorve a luz infravermelha próxima e parece mais escura, tornando os inlays e onlays de cerâmica fáceis de identificar. As restaurações de coroas completas em materiais à base de cerâmica obscurecem o padrão normal de esmalte translúcido e dentina subjacente mais escura. Isto pode ser subtil e, por isso, pode passar despercebido.[231]

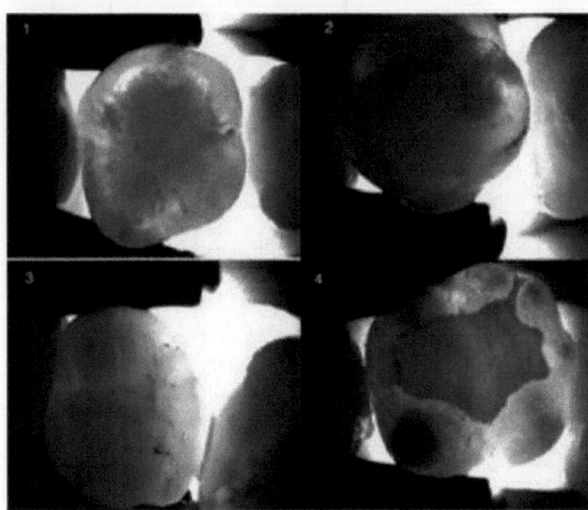

Fig 4.9- Imagens DIAGNOcamTM de dentes restaurados com diferentes materiais de restauração da cor do dente. 1 Dente natural mostrando a translucidez do esmalte à luz infravermelha próxima; 2 Restauração oclusal com Voco AmarisTM; 3. Restauração disto-oclusal com GrandioTM; 4. Restauração oclusal com Vita EnamicTM

3.   **Técnica de identificação assistida por fluorescência (FIT) para deteção de restaurações com cor dos dentes** - A fluorescência, definida, é a absorção de luz por uma substância e a emissão espontânea de luz num comprimento de onda mais longo no espaço de 10^{l8} segundos após a ativação. Isto pode ser descrito de forma mais simples como a emissão de um comprimento de onda mais longo quando um comprimento de onda mais curto é utilizado como iluminante.[232]

Uma Técnica de Identificação Assistida por Fluorescência (FIT) pode ser uma poderosa ferramenta de diagnóstico para a identificação de materiais de restauração e pode ajudar a diferenciá-los facilmente da substância dentária, porque a grande maioria dos compósitos modernos disponíveis comercialmente fluorescem de forma diferente da substância dentária.[233]

O FIT permite um procedimento de diagnóstico fiável, não invasivo e menos moroso [233]

A análise das propriedades de fluorescência simples de uma vasta amostra de cores de compósitos disponíveis de várias marcas diferentes, o comprimento de onda de excitação que permite a melhor deteção de compósitos foi observado a 400 ± 5 nm. *Meller* et a/ estudaram a facilidade de identificação e a reprodutibilidade da identificação de restaurações de compósito utilizando o FIT e concluíram que o FIT era significativamente mais fiável, como demonstrado pelos valores mais elevados de sensibilidade, especificidade, repetibilidade e reprodutibilidade. Foi sublinhado que o reconhecimento exato das restaurações de compósito é importante porque os registos falsos dos pacientes impossibilitarão a identificação de restos mortais humanos de acordo com os achados dentários.[228,233]

Kiran et al compararam a fiabilidade e validade do diagnóstico de dois métodos ópticos para identificar restaurações da cor dos dentes (transiluminação por fibra ótica com imagens digitais (DiFOTI) utilizando luz infravermelha próxima e identificação de restaurações assistida por fluorescência (FAIR)) com métodos de diagnóstico convencionais. A fonte de luz utilizada para a identificação de restaurações assistida por fluorescência foi uma luz violeta de 405 nm de comprimento de onda. Os resultados relatados foram que tanto a sensibilidade (95%) como a especificidade (97%) do método FAIR foram significativamente superiores às do DiFOTI (82% e 82%) e da inspeção convencional (71% e 82%). Em conclusão, o método FAIR teve um melhor desempenho do que o exame convencional e o DiFOTI, e foi mais fiável na identificação de restaurações de cor dos dentes e, com o FAIR, os exames pareceram mais rápidos e fáceis de realizar.[231]

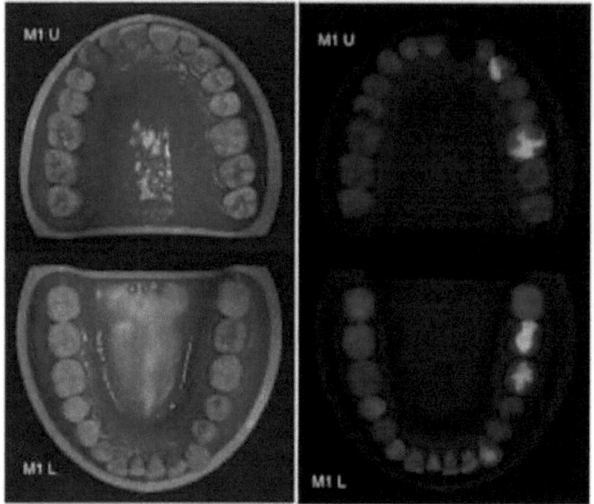

**Fig 4.10- Aspeto das restaurações de compósito sob luz violeta de 405 nm devido às propriedades
fluorescentes do compósito**

Uma desvantagem deste método é o facto de ser difícil obter níveis adequados de iluminação nos dentes posteriores.[234]

4. **Identificação através de fontes de luz disponíveis para utilização forense** - Estão disponíveis no mercado várias fontes de luz portáteis concebidas para utilização forense
como o Omniprint™, o Polilight™ e o Lumilight™, concebidos para utilização forense e facilmente disponíveis.[236]

Os equipamentos são concebidos para serem portáteis e suficientemente robustos para serem utilizados num cenário de catástrofe em massa. São amplamente utilizados na prática forense para exame de documentos, processamento de impressões digitais latentes, deteção de sémen e manchas de sangue, deteção de padrões de feridas e documentação de marcas de mordeduras.[235]

Carson et a/ utilizaram o Polilight para detetar restaurações com a cor dos dentes, tanto em dentes não danificados como em dentes danificados pelo calor. Observaram que, entre 415 nm e 555 nm, os ionómeros de vidro apresentavam propriedades ópticas nitidamente diferentes - pareciam mais escuros ou fluorescentes. Os comprimentos de onda de 415 nm a 530 nm proporcionaram um aumento geral na deteção do compósito. A luz acima de 590 nm tinha pouco valor.[236]

Após a queima simulada dos dentes, observou-se uma maior visibilidade a menos de 350 nm para os compósitos, mas a queima destruiu as propriedades ópticas anteriormente distintas dos ionómeros de vidro.[236]

No geral, concluíram que esta fonte de luz alternativa ajuda a identificar materiais dentários compostos brancos e pode ser utilizada na prática de rotina da odontologia forense.[236]

5. **Identificação com corantes** - Whittaker e McDonald[22] , Stimpson[237] e Midda[238] utilizaram corantes que penetram nas fendas da restauração, formando o limite da mesma. As técnicas de corantes baseiam-se numa discrepância e na existência de um espaço entre o material de preenchimento e a cavidade do tecido duro.

A ausência de uma lacuna significa que a deteção não é possível; por conseguinte, as obturações perfeitamente polidas e bem colocadas não podem ser reconhecidas.[234]

6. **Identificação por condicionamento ácido** - Descrita por *Benueaus c/ ni,* nesta técnica a coroa clínica é condicionada com ácido fosfórico a 37% durante 120 segundos. Após 120 segundos, os dentes são limpos com água e secos com uma gaze. Apenas o esmalte fica rugoso e resulta um padrão

78

de condicionamento retentivo de 300-500 pm de profundidade. Depois disso, os dentes foram cobertos com tinta azul como indicador. A tinta foi aplicada durante 120 segundos e o excesso foi removido por pulverização de água. Uma vez que a rugosidade dos materiais de obturação dentária é mínima, a tinta escorre para fora deles, mas penetra no tecido duro natural rugoso.[234]

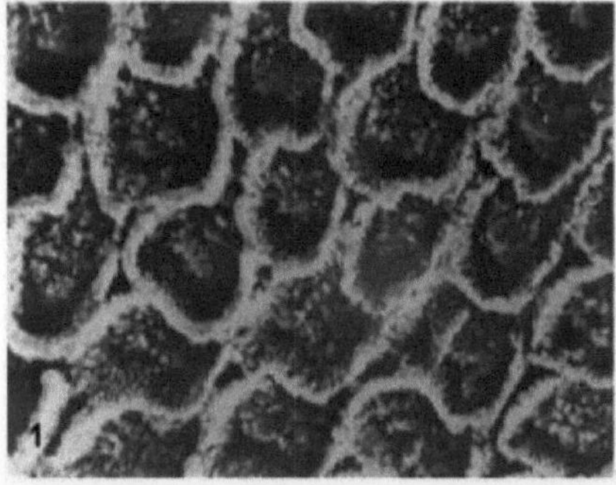

Fig 4.11- Padrão de gravação retentiva com 300-500 pm de profundidade (SEM 360x)

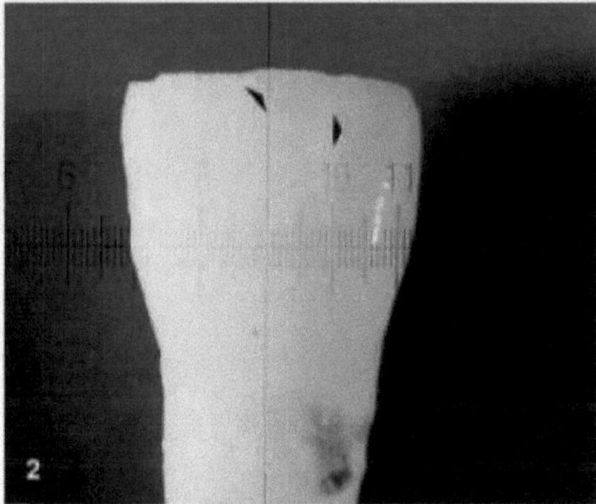

Fig 4.12- Dente com obturação na zona cervical, não visto claramente

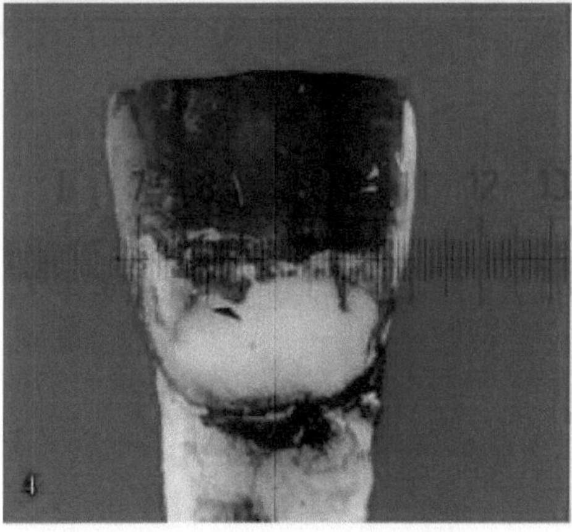

Fig 4.13 - O mesmo dente após preparação com ácido fosfórico durante 120 s e aplicação de tinta. O limite da restauração é bem definido. Não há confusão entre a fenda de esmalte no meio e a fenda da

7.   **Identificação utilizando uma lanterna de díodo emissor de luz ultravioleta** - As propriedades fluorescentes das resinas compostas, quando expostas à luz ultravioleta, estão bem documentadas. Têm sido utilizadas lâmpadas ultravioleta de tubo normal para detetar a presença de resina composta, mas estas lâmpadas são grandes e volumosas e os tubos são frágeis. O desenvolvimento de lanternas de díodos emissores de luz ultravioleta no final da década de 1990 proporcionou aos odontologistas forenses uma ferramenta pequena, barata e que funciona a pilhas.[239]

A lanterna Inova X5 UV LED tem as seguintes vantagens[239]

1)   Barato
2)   Pequeno e leveV 12 cm de comprimento por 2 cm de diâmetro e 110g
3)   Funciona a pilhas - 2 pilhas de lítio de 3 V que alimentam 5 LEDs UV a aproximadamente 395 nm

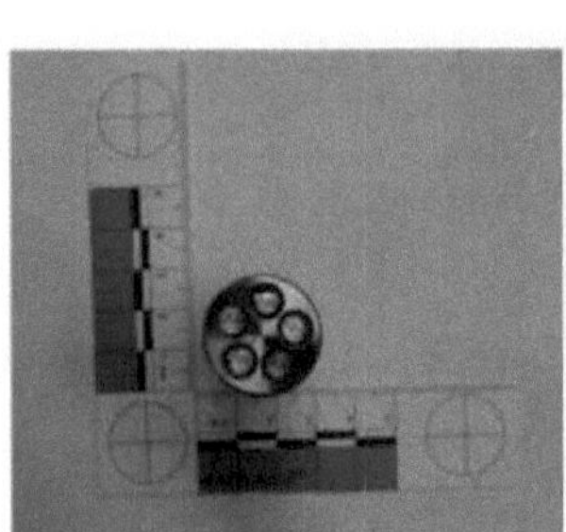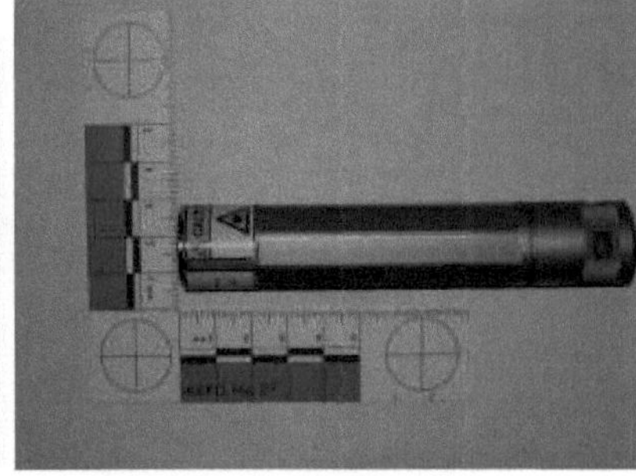

Fig 4.14- Inova X5 UV LED mostrando a disposição dos 5 LEDs UV
Fig 4.15- Dimensões gerais da lâmpada LED UV Inova X5

Guzy et al realizaram um estudo para determinar se a lanterna LED UV Inova X5 era eficaz na deteção de restaurações de resina composta, testando a luz durante o exame dentário forense de 2 casos de restos mortais humanos não identificados.[239]

No caso 1, os restos mortais decompostos de um adulto foram encontrados por caminhantes numa zona densamente arborizada. Foram obtidas impressões digitais, mas não havia correspondência nas bases de dados. A maxila e a mandíbula ressecadas foram examinadas, registadas e radiografadas e depois reexaminadas com a lanterna LED UV Inova X5. Cada arcada foi fotografada utilizando iluminação fluorescente suspensa e depois fotografada enquanto iluminada com a lanterna LED UV Inova X5. Foram detectadas restaurações de resina composta nos dentes números 3, 4, 8, 9, 14, 17 e 31 utilizando a lanterna Inova X5 UV LED. Além disso, uma coroa de porcelana fundida com metal no dente 30 foi detectada com a luz LED UV e foi confirmada radiograficamente. A comparação dos registos dentários e radiografias antemortem e post-mortem confirmou a presença das restaurações de resina composta que foram detectadas pela lanterna LED UV Inova X5. O caso número 1 foi uma identificação dentária forense positiva.[239]

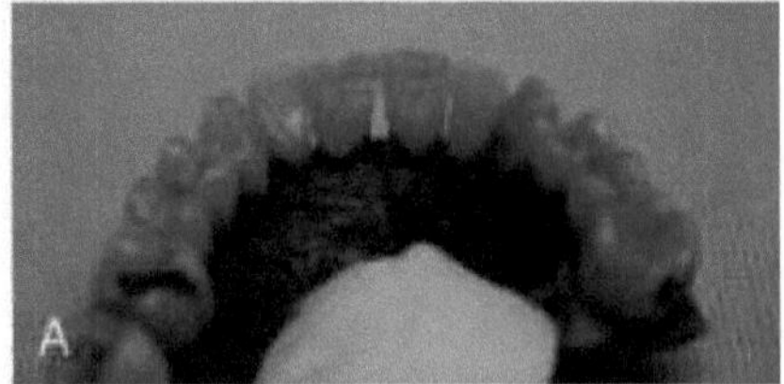

Fig 4.16- Maxila ressecada do caso 1

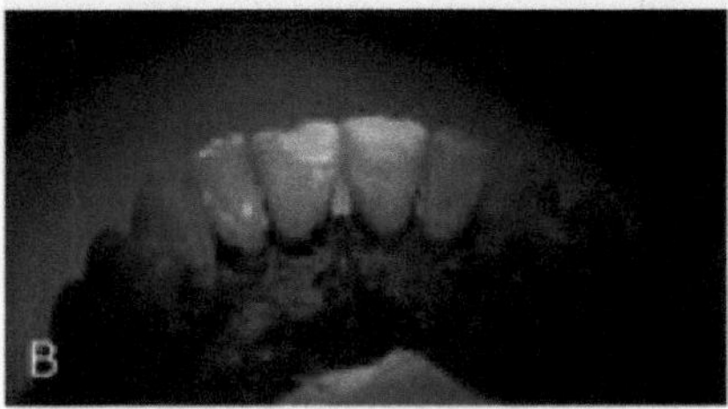

**Fig 4.17- Maxila ressecada iluminada
com luz fluorescente**

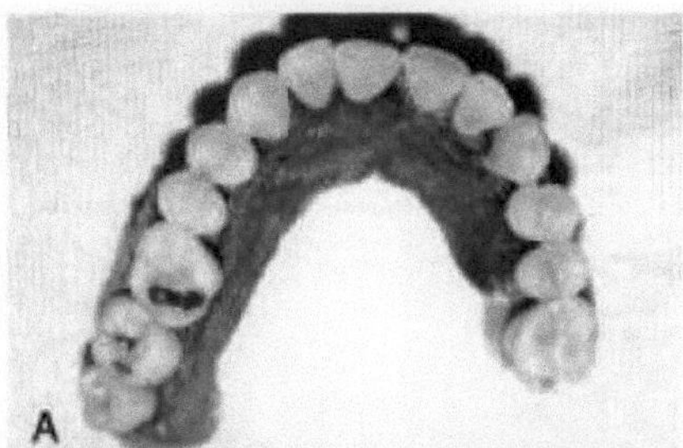

Fig 4.18- Maxila ressecada do caso 1

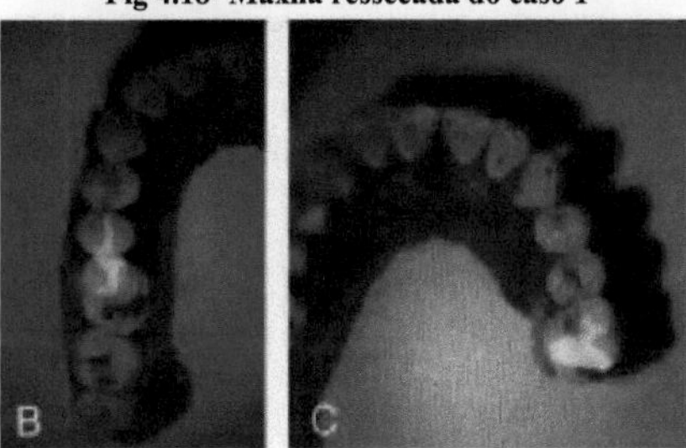

Fig 4.19- Restaurações em compósito iluminadas com luz fluorescente

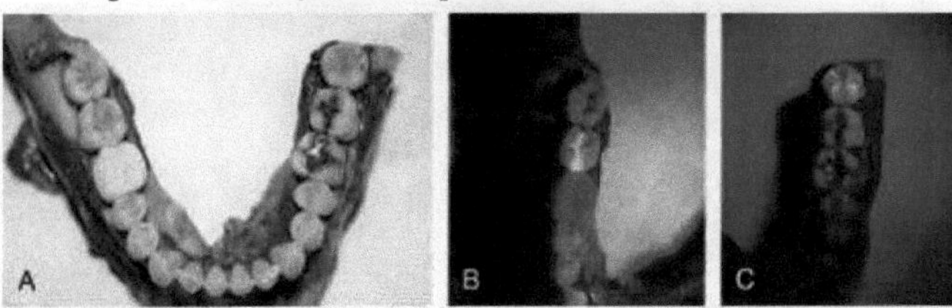

Fig 4.20- Mandíbula ressecada de Fig 4.21- Restaurações de compósito iluminadas com luz fluorescente

No caso 2, os restos mortais gravemente queimados de um adulto foram descobertos numa casa que tinha sido totalmente destruída pelo fogo. Não foi possível obter impressões digitais dos restos mortais. A maxila e a mandíbula ressecadas foram examinadas, registadas e radiografadas e depois reexaminadas com a lanterna LED UV Inova X5. Cada arcada foi fotografada utilizando iluminação fluorescente suspensa e depois fotografada enquanto iluminada com a lanterna Inova UV LED. Foram detectadas restaurações de resina composta nos dentes números 3, 7, 8, 9, 13, 14 e 19 utilizando a lanterna Inova X5 UV LED. Além disso, uma coroa de porcelana fundida com metal no dente 10 foi detectada com a luz LED UV e foi confirmada radiograficamente. A comparação dos registos dentários e radiografias antemortem e post-mortem confirmou a presença das restaurações de resina composta que foram detectadas pela lanterna LED UV Inova X5. O caso 2 foi uma identificação dentária forense positiva.[239]

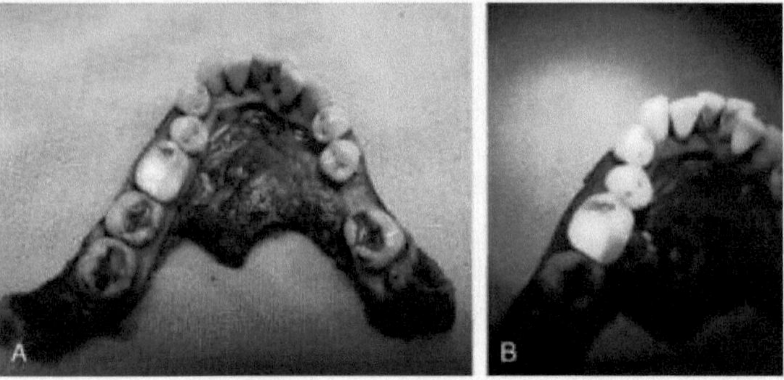

Fig 4.22- Mandíbula ressecada do caso 2 Fig 4.23- Restaurações de compósito iluminadas com luz fluorescente

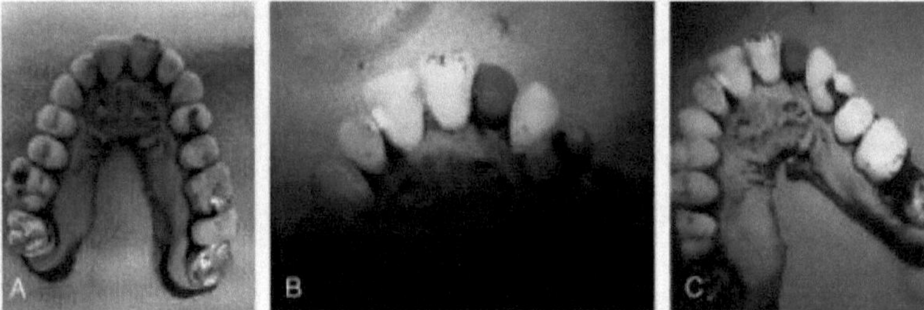

Fig 4.24- Mandíbula ressecada do caso 2 Fig 4.25- Restaurações em compósito iluminadas com luz fluorescente

8. Identificação utilizando um estetoscópio modificado - Para explorar a diferença entre a rugosidade da superfície dos materiais de restauração e a da substância dentária circundante, *Prinz et al.* substituíram uma sonda dentária convencional pela campânula de um estetoscópio. As diferenças na textura da superfície do dente reflectem-se em alterações no som ouvido pelo examinador.[240]

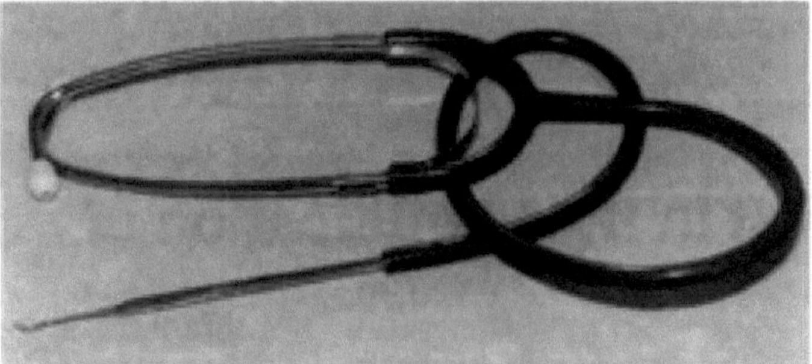

Fig 4.26- O estetoscópio modificado

No estudo, utilizando o estetoscópio modificado, em condições ideais, três examinadores encontraram todas as restaurações e dois examinadores não encontraram uma restauração cada.[240]

As vantagens do estetoscópio modificado são[240]

1) O equipamento é barato, fácil de fabricar e pode, se necessário, ser esterilizado.

2) Não é necessária qualquer fonte de alimentação.

9. Identificação utilizando a diferença de condutividade eléctrica - O esmalte fresco é um condutor de eletricidade relativamente bom (10 Mohm/cm) em comparação com o compósito (300 Mohm/cm), e esta diferença pode ser medida utilizando um ohmímetro.[240]

Foi concebido um dispositivo simples para medir a condutividade eléctrica da superfície do dente. Este consistia em duas sondas, uma utilizada convencionalmente e a outra ligada à terra contra o dente ou os tecidos. As sondas estavam ligadas a um oscilador controlado por voltagem, que por sua vez estava ligado a um altifalante. Quando uma restauração de compósito era encontrada, havia uma mudança súbita na frequência do oscilador.[240]

No entanto, esta técnica só é útil com amostras relativamente frescas. Quando o esmalte seca, como após a incineração, a sua resistência eléctrica aumenta para mais de 30 Mohm/cm, o que é comparável ao compósito, e a diferença não pode ser detectada.[240]

b) Identificação de resinas compostas por marca

As resinas dentárias podem sobreviver a condições tão adversas como a cremação. Não só sobrevivem a estas condições, como mantêm a capacidade de serem nomeadas por marca ou grupo de marcas. Este facto pode fornecer uma pista valiosa quando existem poucas provas.[217]

Em circunstâncias em que os métodos tradicionais se esgotaram, qualquer informação adicional que possa ser obtida, como o nome da marca das resinas dentárias, pode ser significativa.[217]

A importância desta técnica foi demonstrada num caso de homicídio em 1999 - *Estado de* A capacidade de nomear o cimento de resina, que foi encontrado num dente incinerado, provou ser fundamental na identificação da vítima.[218]

DorKild Blom foi detido pela morte de *Katie Poirier* em 22 de junho e fragmentos de ossos queimados e um dente humano foram recuperados da fogueira na propriedade *de Blom*. Ao examinar o fragmento de dente, os peritos dentários conseguiram estabelecer a sua identidade com base no material de obturação muito raro utilizado pelo dentista *de Poirier*, que coincidia com os registos ante-mortem. O dente foi analisado e descobriu-se que tinha uma restauração de amálgama colada no lugar com um cimento recentemente introduzido. Verificou-se que o cimento continha zircónio e silício, consistente com o Rely X ARC, produzido pela 3M ESPE.[217] Esta informação ajudou a condenar o suspeito.[218]

As alterações de cor não são apenas exclusivas dos tecidos dentários, mas também são observadas no osso, juntamente com os materiais compósitos utilizados para restaurar os dentes.[217] Este facto pode causar confusão, uma vez que pode ser difícil distinguir entre eles à primeira vista. Tanto a estrutura dentária como as resinas podem variar em cor desde o branco giz até ao preto, tornando difícil a identificação visual a partir de fragmentos[217]

1. Identificação de marcas compósitas por XRF E SEM/EDS-

Foi sugerido que um dispositivo portátil de fluorescência de raios X pode ser útil para diferenciar entre osso e dente e materiais de cor dentária e que a microscopia eletrónica de varrimento com espetroscopia de raios X por dispersão de energia (SEM/EDS) pode ser utilizada para distinguir entre diferentes materiais de enchimento compostos.[241]

O reconhecimento da resina por marca ou grupo, mesmo após a incineração, é possível através da microscopia eletrónica de varrimento com espetroscopia de raios X por dispersão de energia (SEM/EDS)[242]

O SEMEDS é uma técnica fiável e reprodutível que produz imagens de alta resolução, bem como um espetro de raios X que representa uma impressão digital elementar desse produto.[242] É fundamental sublinhar que isto só seria útil se os registos dentários fornecessem a marca e a geração do compósito utilizado num determinado dente para uma determinada obturação.[241]

Mais tarde, foi também estabelecido que estes materiais podem também ser identificados por fluorescência de raios X (XRF). Ambos os métodos foram utilizados na criação de bases de dados espectrais para resinas dentárias com o objetivo de simplificar a identificação destes materiais.[243]

As resinas de restauração podem ser identificadas mesmo após a incineração devido aos elementos inorgânicos que são adicionados à composição para aumentar a radiopacidade. Metais pesados como o estrôncio, o bário, o zircónio e o itérbio são incorporados em combinações únicas que permitem a distinção entre as marcas e estes elementos permanecem praticamente inalterados mesmo após a exposição a condições de cremação.[243]

Quando um indivíduo foi incinerado, podem ser encontradas restaurações ainda no lugar, deslocadas ou escondidas entre os detritos ou em quantidades microscópicas ainda aderentes a pedaços de esmalte e dentina. Quando materiais desconhecidos são recolhidos de um campo de detritos, a identificação de provas importantes pode ser difícil porque estes materiais têm de ser comparados com um padrão conhecido. As bases de dados automatizadas podem efetuar comparações rápidas, evitando assim a comparação manual demorada de espectros, especialmente em situações em que se pode encontrar *uma* grande variação na composição. Existem atualmente muitas bases de dados que ajudam a determinar a identidade de uma grande variedade de materiais diferentes. Estas bases de dados dependem da espetroscopia utilizada.[243]

As bases de dados espectrais estão bem estabelecidas para técnicas como a espetroscopia de infravermelhos com transformada de Fourier (FTIR) e a espetroscopia Raman, ambas baseadas na composição orgânica.[242]

A análise SEM/EDS e XRF é utilizada para a composição elementar inorgânica. O SEM/EDS requer a colocação da amostra numa câmara de vácuo.[243] Também as partículas de enchimento que são resistentes a altas temperaturas permanecem detectáveis por SEM/EDS. A análise EDS produz um espetro de raios X que identifica os elementos inorgânicos e as suas concentrações relativas. A utilização de imagens de electrões retrodifundidos (BEI) com o SEM permite a determinação do tamanho e da distribuição das partículas de carga.21 A utilização da análise BEI e EDS com o SEM, no entanto, permite distinguir a resina da estrutura dentária em misturas carbonizadas e identificar a composição elementar.[217]

A técnica de espetroscopia XRF é semelhante à EDS, na medida em que se obtém um espetro de raios X que representa uma impressão digital elementar da amostra. A principal diferença entre a XRF e a EDS é a radiação de excitação. A XRF utiliza um feixe de raios X para gerar os raios X característicos, enquanto a EDS utiliza um feixe de electrões. Os raios X característicos constituem os espectros.[243]

Uma das vantagens do XRF é a capacidade de detetar níveis maiores, menores e vestigiais de um elemento, enquanto o EDS está limitado a concentrações elementares maiores e menores. Por conseguinte, o limite de deteção do XRF é de cerca de 10 partes por milhão (ppm) e o do EDS é de cerca de 1%. A combinação da análise por XRF e EDS pode ser um discriminador valioso com base na capacidade do XRF em separar estes produtos com base na concentração de estrôncio em ppm. As quantidades de estrôncio variam de 176 a 3700 ppm, e esta análise pode ajudar a distinguir as resinas deste grupo. O XRF também tem a vantagem adicional da rapidez e facilidade de análise sem que a amostra seja colocada numa câmara de vácuo.[243]

Uma desvantagem da XRF portátil é a incapacidade de detetar o silício. Este instrumento não consegue detetar valores abaixo de P na tabela periódica devido à absorção de raios X de baixa energia no ar. Como o silício é comum a todas as marcas de resina, a sua ausência na análise não afectará o resultado. Apenas as resinas que utilizam apenas sílica como carga primária é que não serão reconhecidas. Assim, o XRF portátil não será uma técnica útil para analisar essas resinas. Este problema não existe com o SEM. Como as amostras são analisadas numa câmara de vácuo, o Si é facilmente detetável.[243]

As unidades XRF são pequenas, leves, funcionam a pilhas e podem ser operadas por um computador de bordo do tipo palm ou por um computador portátil externo. Por conseguinte, a XRF é promissora para utilização no terreno. Os sistemas XRF podem ser fornecidos com bibliotecas de referência padrão, sendo as mais comuns as ligas metálicas, mas podem ser criadas pelo utilizador bibliotecas personalizadas a partir de outras substâncias, como resinas de restauração.26 Como resultado, a unidade pode ser utilizada no modo "apontar e disparar" para identificar rapidamente provas presumíveis no terreno. A XRF tem a vantagem de ser portátil, permitindo assim que seja levada diretamente para o local para análise de materiais in situ.[243]

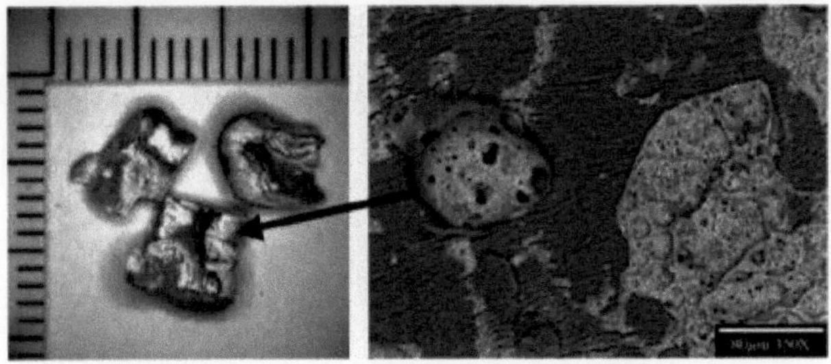

Fig 4.27- Esmalte incinerado Fig 4.28- Imagem SEM retrodifundida de fragmentos com partículas suspeitas de resina

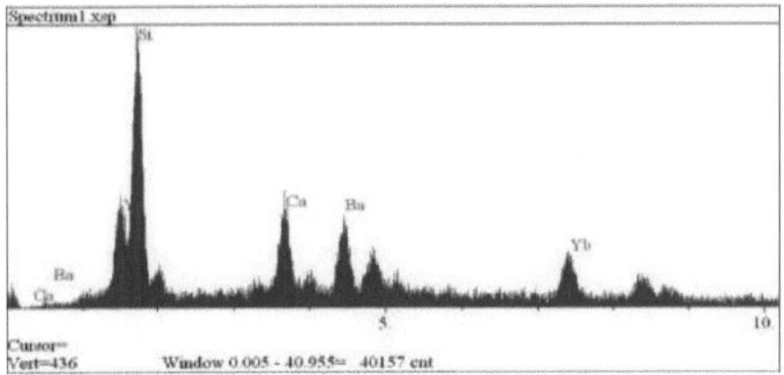

Fig 4.29- Espectros EDS que mostram que a resina é consistente com a Tetric Ceram

O sistema associado ao SEMZEDS e ao XRF que é utilizado para armazenar dados sobre as resinas de restauração é o software Spectral Library Identification and Classification Explorer (SLICE) que foi desenvolvido sob contrato com o FBI. Esta base de dados consiste em utilitários de armazenamento, consulta e visualização. As vantagens do SLICE são a capacidade de arquivar espectros, imagens e informações numa verdadeira arquitetura de base de dados.[243]

O SLICE tem duas funções principais:

1) A primeira é o armazenamento de dados em arquivo com adição de qualquer informação pertinente. Assim, existem campos que podem conter não apenas espectros, mas também outros tipos de dados, como imagens ou texto descritivo. No caso das resinas, isto pode incluir informações microestruturais e análises XRF, bem como informações gerais, como dados do fabricante, número de lote, parâmetros de análise e quaisquer outras características físicas pertinentes.[243]

2) A segunda função é uma consulta dos arquivos. As consultas podem ser baseadas em critérios individuais ou múltiplos. O SLICE permite a comparação de espectros desconhecidos com os armazenados na base de dados. As correspondências são determinadas com base na similaridade da composição do material. É produzida uma ordem de classificação de acordo com um perfil selecionado. Assim, os materiais são listados de acordo com a sua correspondência com o desconhecido.[243]

A função de pesquisa do SLICE permite a consulta da base de dados. As consultas à base de dados podem ser feitas seleccionando critérios individuais ou múltiplos na função de pesquisa. Esses critérios incluem palavra-chave, composição, data, parâmetros do instrumento e melhor ajuste.[243] O critério de palavra-chave usará qualquer palavra nos campos de texto associados ao espetro, incluindo a página de notas. A página de notas existe para qualquer informação escrita adicional associada ao produto. O parâmetro de composição procura na base de dados a presença de um determinado elemento ou a percentagem desse elemento na amostra. A categoria data pode incluir a data de fabrico ou a data de análise. Os parâmetros do instrumento incluem tensão de aceleração, tipo de detetor ou material da janela, que são condições de análise associadas ao SEM. Os critérios de melhor ajuste podem pesquisar toda a base de dados ou partes da mesma e os espectros são escolhidos por comparação mais próxima com o desconhecido. Os resultados são apresentados *numa* janela que lista os espectros com o ajuste mais próximo.[243]

Product name	Manufacturer
Surefil	Dentsply Caulk (Milford, DE)
Esthet-X	Dentsply Caulk
TPH3	Dentsply Caulk
Prisma APH	Dentsply Caulk
Quixx	Dentsply Caulk
Filtek Supreme	3M (St. Paul, MN)
Filtek Z250	3M
Filtek Z100	3M
Filtek P60	3M
Premise	Kerr (Orange, CA)
Prodigy	Kerr
Herculite XRV	Kerr
Point 4	Kerr
ICE	SDI (Bensenville, IL)
ROK	SDI
Glacier	SDI
Tetric Evo Ceram	Ivoclar Vivadent (Amherst, NY)
Tetric Ceram	Ivoclar Vivadent
Heliomolar	Ivoclar Vivadent
4 Seasons	Ivoclar Vivadent
3-D Direct	Vident (Brea, CA)
Gradia	GC America (Alsip, IL)
Grandio	VOCO (Cuxhaven, Germany)
EPIC-AP	Parkell (Farmington, NY)
Miris	Whaledent (Cuyahoga Falls, OH)
Synergy	Whaledent
Durafil	Heraeus Kulzer (Armonk, NY)
Venus	Heraeus Kulzer
Charisma	Heraeus Kulzer
Amelogen	Ultradent (South Jordan, UT)
Vit-l-escence	Ultradent
Estelite	Tokuyama (Tokyo, Japan)

Fig 4.30- Lista de resinas modernas e fabricantes na base de dados espetral

Maey Bhsh et al efectuaram uma análise SEM/EDS do aspeto de 10 resinas compostas diferentes antes e depois da incineração para determinar se as resinas compostas ainda retêm características que possam ajudar na sua identificação. A análise antes da incineração revelou que a estrutura de cada resina era exclusiva do fabricante e a análise elementar permitiu a separação em grupos distintos. Estas 10 resinas foram também colocadas em dentes extraídos e incineradas a 900° C durante 30 min, simulando condições próximas da cremação. As resinas foram identificáveis por SEM/EDS após a incineração, e a composição elementar permaneceu quase inalterada. Os dados produzidos são imediatamente úteis para a identificação de resinas no domínio forense, e a análise comparativa pode ser facilmente efectuada utilizando equipamento normal. Este trabalho representou a fase inicial da criação de uma base de dados para a identificação de compósitos.[217]

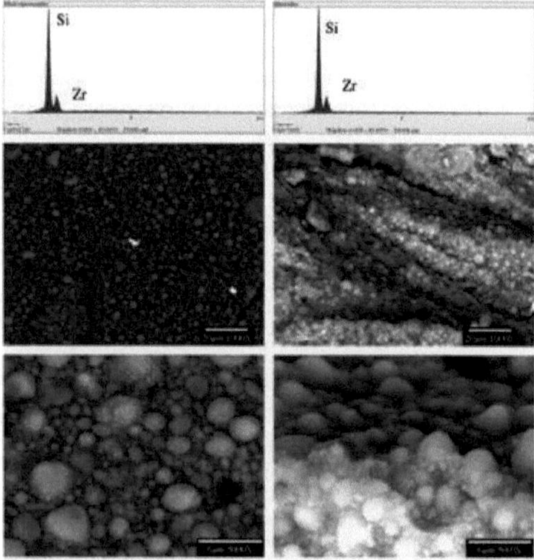

Fig 4.31- Filtek Supreme Plus (3M), resina universal de nanoenchimento.

Espectro de raios X por dispersão de energia e imagens de imagens de electrões retrodifundidos antes (esquerda) e depois da incineração (direita). Os aglomerados esféricos de silicato de zircónio ainda são reconhecíveis após a incineração

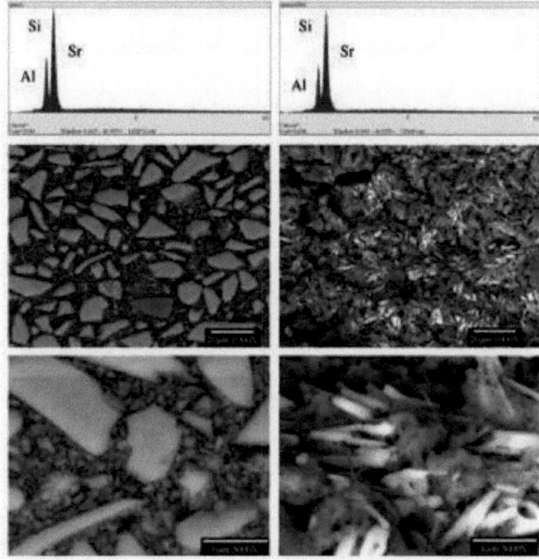

Fig 4.32- Resina posterior Quixx (Dentsply). Espectro de raios X por dispersão de energia e imagens de imagens de electrões retrodispersos antes (esquerda) e depois da incineração (direita). Partículas grandes de silicato de alumínio e estrôncio

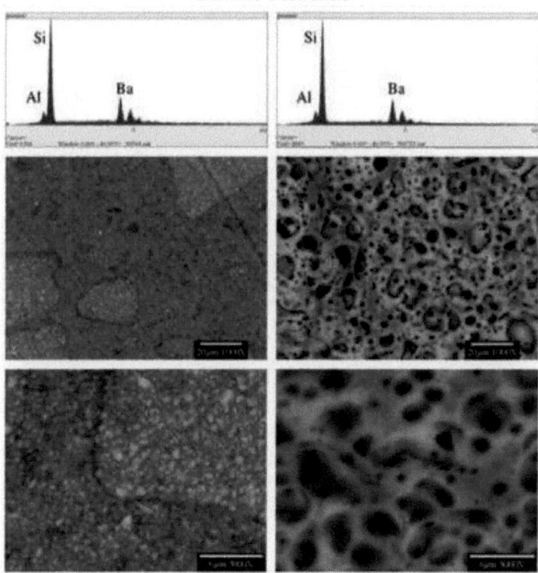

Fig 4.33- Premissa (Kerr), resina universal nanopreenchida Espectro de raios X dispersivo em energia e imagens de imagens de electrões retrodispersos antes (esquerda) e depois da incineração (direita). Partículas grandes de compósito pré-polimerizado preenchido com vidro de bário numa matriz que contém o mesmo tipo de partículas de enchimento

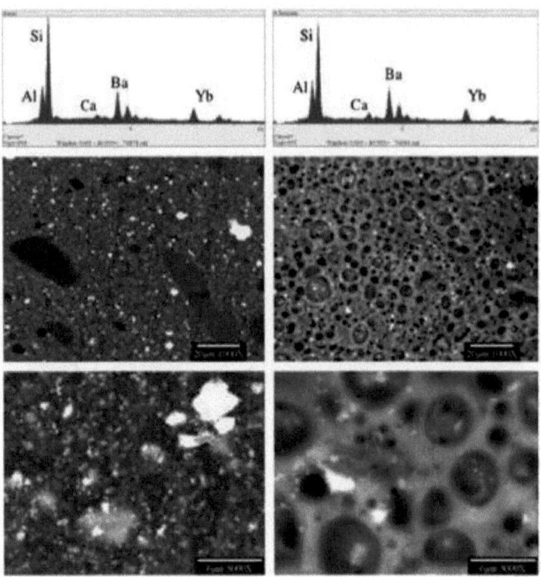

Fig 4.34- Seasons (Ivoclar), resina micro-híbrida. Espectro de raios X por dispersão de energia e imagens de electrões retrodifundidos antes (esquerda) e depois da incineração (direita). Partículas grandes de resina pré-polimerizada e partículas grandes de vidro de itérbio

Em conclusão, os odontologistas forenses são frequentemente chamados a ajudar na identificação de corpos. Uma vez que a identificação do corpo se baseia na comparação da ficha post-mortem com o registo ante-mortem, é importante que todas as restaurações presentes nos dentes do falecido sejam identificadas e corretamente registadas.[240] Se *uma* restauração estiver presente num registo ante-mortem, a sua ausência no registo post-mortem significa que os dois registos não podem pertencer à mesma pessoa.[240] As técnicas acima mencionadas foram adoptadas por odontologistas forenses em todo o mundo para ajudar na identificação de restaurações, uma vez que podem ser a prova crucial muito necessária para garantir uma identificação positiva.

PARTE 4

PAPEL DA ENDODONTIA NA ODONTOLOGIA FORENSE

A Associação Americana de Endodontia (AAE) define a endodontia como o ramo da medicina dentária que se ocupa da morfologia, fisiologia e patologia da polpa dentária humana e dos tecidos perirradiculares. O seu estudo e prática abrangem as ciências básicas e clínicas, incluindo a biologia da polpa normal e a etiologia, diagnóstico, prevenção e tratamento de doenças e lesões da polpa e condições perirradiculares associadas.[244]

Trata-se, simplesmente, da limpeza de sistemas de canais radiculares infectados e da sua obturação com um material inerte para evitar novas infecções. São empregues várias técnicas e materiais, dependendo da formação do clínico ou das filosofias de prática, mas o resultado é um material de obturação radiopaco que é colocado como uma obturação ortograda ou retrógrada.

O campo da endodontia lida com a raiz e a morfologia do seu canal. Observou-se que a dentição humana não só apresenta um vasto leque de variações anatómicas em cada tipo de dente, como também se observam variações no interior do dente. A anatomia individual da câmara pulpar de um dente pode ser descrita pela morfologia da câmara pulpar coronal, pelo número e localização dos canais, pelo comprimento dos canais e pela morfologia dos canais. O número de canais radiculares dentro de um sistema de canais radiculares nem sempre é consistente, como por exemplo, a presença de um segundo canal é comummente detectada na raiz mesiovestibular dos molares superiores.[245]

A diversidade encontrada nos canais radiculares pode eventualmente atuar como uma caraterística extraordinária, uma vez que qualquer variabilidade nos canais, como o número de canais, os canais em forma de C e os canais aberrantes, contribuirá para a identificação pessoal quando surgir um problema de identificação deste tipo, uma vez que a frequência de ocorrência de tais características na população é menor.[246] Por conseguinte, um odontologista forense deve ter conhecimento destas variações anatómicas e dos seus pontos de referência radiográficos, o que pode facilitar a identificação pessoal post mortem em comparação com os registos ante mortem.[245]

Por conseguinte, um endodontista é uma pessoa que possui conhecimentos sobre as diferentes variações dos canais radiculares, a morfologia da câmara pulpar coronal, o número e a localização dos canais, os comprimentos dos canais e a morfologia dos canais, o que ajuda a uma melhor identificação da pessoa.[245]

A equipa forense enfrenta desafios extremos quando lida com cremains, ou seja, os restos mortais após uma cremação ou incineração.[242] A identificação das vítimas de eventos de incineração é uma tarefa difícil e intensiva que exige a coordenação de profissionais de diferentes disciplinas. As vítimas de eventos de incineração resultam de acidentes aéreos, acidentes de automóvel, atentados bombistas ou cremações injustas. 8 Os eventos de incineração podem ter temperaturas tão altas como 1100°C e os procedimentos de cremação padrão empregam rotineiramente temperaturas de 870-980° C durante 1-1,5 horas.[221]

Os dentes são componentes que frequentemente sobrevivem a incêndios graves devido à sua composição particularmente resistente, influenciada pela proteção fornecida pelos tecidos moles da face.

Foi documentado que o esmalte, a dentina e o cemento apresentam comportamentos diferentes, dependendo da intensidade e do tempo de exposição ao calor. *Muller et al.* descrevem a separação total da camada de esmalte a temperaturas de 450° C devido a uma menor taxa de contração secundária a um menor teor de água, quando comparada com a dentina.[247]

Achados semelhantes de *Merlati et al.* indicaram que a separação completa da dentina coronal e do esmalte ocorre a 1100°C, mas as raízes permanecem intactas e cobertas com cemento.[224]

Durante acidentes com calor elevado ou ferimentos causados por explosões, é possível que as temperaturas subam bem acima dos 900°C em períodos de tempo relativamente rápidos. Incêndios intensos provocam a ebulição da polpa e, eventualmente, a explosão das coroas dos dentes, deixando o dente partido na margem gengival sem qualquer restauração coronal que ajude a identificar a vítima.[248]

No entanto, isto deixaria a anatomia da raiz inalterada e, no caso da terapia do canal radicular, o conteúdo do canal exposto e acessível para análise elementar. É importante reconhecer que o esmalte e a dentina coronária encolherão a ritmos diferentes, provocando a queda da coroa do dente e de quaisquer possíveis restaurações distintivas. As raízes dos dentes são protegidas pelas propriedades isolantes da maxila ou da mandíbula, da gengiva, dos músculos da expressão facial ou da mastigação e da pele do rosto.[249]

Os tecidos perirradiculares ósseos e os tecidos moles da cavidade oral protegem a estrutura radicular e os materiais endodônticos nela colocados, tornando possível à equipa forense identificar o indivíduo pelo canal radicular tratado. Assim, mesmo que a restauração coronal se perca devido a contração e distorção, a identificação é possível através dos materiais de obturação do canal radicular. É necessário ter especial cuidado ao manusear materiais aquecidos, uma vez que as suas resistências à compressão diminuem significativamente consoante a temperatura e o tempo de exposição, sendo possível a ocorrência de danos.[249]

A) Identificação através de radiografias-

Uma vez que a visualização direta das raízes não é possível a olho nu, a prática da endodontia está fortemente dependente das radiografias. As radiografias são a fonte mais fiável de dados ante-mortem para a identificação de corpos, uma vez que registam detalhes morfológicos, não estão sujeitas a potenciais erros inerentes a um documento puramente escrito e podem ser duplicadas com precisão por um operador diferente no mesmo doente, permitindo a comparação com os achados post-mortem.[250]

Muitos autores salientaram a importância da radiografia na identificação humana, através da comparação dos padrões ósseos trabeculares, da comparação da morfologia do seio frontal e da comparação dos ossos do maxilar. Foi proposto que um dente tratado endodonticamente deveria ser considerado como um marco comparativo ante e post-mortem para efeitos de identificação.[250]

As radiografias que são tiradas durante o procedimento de tratamento servem como uma fonte rica de dados ante-mortem que podem ser comparados com radiografias post-mortem. Um dente tratado endodonticamente contém potencialmente mais informação individualizada do que um dente não tratado endodonticamente e também é uma boa fonte de dados de imagem comparativos, porque os dentes tratados endodonticamente contêm materiais de obturação do canal radicular, como guta-percha, pontas de prata, selantes do canal radicular, para além de pinos metálicos e de fibra, e restaurações coronais pós-endodônticas.[251] A complexidade e a variabilidade do desenho e da colocação dos pilares, do material do núcleo e das restaurações coronais proporcionam características individuais adicionais a cada dente tratado. Além disso, verificou-se que a possibilidade de variação entre as aparências radiográficas de uma obturação endodôntica em comparação com a de uma restauração intra-coronal é menos provável.[250] As raízes dos dentes preservam a informação morfológica durante mais tempo quando comparadas com as coroas dentárias que são constantemente sujeitas a intervenções dentárias.[245]

Em 1996, *Weisman* et a/ corroboraram a fiabilidade dos registos endodônticos do AM como instrumento forense, realizando uma identificação humana dentária bem sucedida. Uma pessoa queimada foi identificada através de uma radiografia do incisivo lateral superior que era equivalente aos registos dentários encontrados, devido a um tratamento endodôntico prévio.[252]

Desde então, foram efectuados numerosos estudos para confirmar a probabilidade de obter uma identificação positiva com a ajuda de radiografias de dentes endodônticos.

Savio C. *et al* realizaram um estudo para avaliar a aparência radiográfica de dentes não restaurados, dentes restaurados e dentes tratados endodonticamente após exposição a diferentes gamas de temperaturas elevadas. O resultado mostrou uma retenção significativa da aparência radiográfica e as características do tratamento endodôntico foram reconhecíveis até 1100º C.[224]

Khalid et al realizaram um estudo para investigar o potencial discriminatório para a identificação da morfologia radiográfica de canais radiculares unitários obturados e concluíram que as características discriminatórias das imagens radiográficas de canais radiculares unitários obturados são tão significativas que podem ser únicas e utilizadas como ferramenta para efeitos de identificação.[253] A razão para este facto é explicada pela rara frequência de variação entre a aparência radiográfica de uma obturação endodôntica em comparação com a de uma restauração intra-coronal.[224]

É imperativo seguir uma técnica correcta ao tirar radiografias post mortem, de modo a que estas imitem o mais possível a angulação da radiografia ante mortem, porque é prática comum, durante a comparação forense entre imagens radiográficas, comparar as semelhanças das características comuns a ambas as imagens. Idealmente, as radiografias post-mortem são tiradas de forma a que as condições originais apresentadas numa imagem ante-mortem sejam duplicadas o mais fielmente possível e a semelhança entre as duas imagens possa ser confirmada por sobreposição.[246]

c/ a/ declarou que a não correspondência das radiografias por parte de alguns dos examinadores poderia resultar do posicionamento diferente do tubo da máquina de raios X quando as radiografias ante-mortem e post-mortem foram captadas e da consequente diferença entre a orientação das imagens.[253]

Os resultados do estudo de *Khalid et al* ajudaram-nos a concluir que:[253]

o A morfologia de um canal radicular único obturado é facilmente identificável através da comparação de radiografias ante e post-mortem

o A obturação de dentes de raiz única com guta-percha cria um padrão único que pode ser facilmente reconhecido através de radiografias

o É altamente improvável que dois canais obturados de uma só raiz tenham exatamente o mesmo aspeto radiográfico

É de salientar que a comparação das características anatómicas dentárias na ausência de restaurações dentárias/endodônticas é mais complexa do que quando essas evidências estão presentes.[245]

Nos últimos anos, a tomografia microcomputada (micro-CT) tem ganho uma importância crescente no estudo da morfologia dos canais radiculares em endodontia.[245]

Nos corpos decompostos e esqueletizados, os dentes e materiais dentários presentes no exame post-mortem estão mais preservados e geralmente podem ser comparados com as radiografias ante-mortem. No entanto, nos casos de corpos carbonizados, os dentes e os materiais endodônticos podem estar degradados, não sendo possível uma análise comparativa, embora os materiais endodônticos possam ser rastreados mesmo quando expostos a temperaturas elevadas.[249]

Outra limitação para o sucesso da identificação dentária por meio de radiografias endodônticas é a ausência desses registros ou, quando presentes, foram produzidos com baixa qualidade, ou com técnica inadequada ou o arquivamento foi incorreto. Portanto, o profissional tem a obrigação ética e legal de produzir as radiografias odontológicas (convencionais ou digitais) e armazená-las adequadamente, principalmente para uso em perícias forenses.

RELATÓRIOS DE CASOS-[254]

CASO I-[254]

Em 2009, foi encontrado um corpo altamente decomposto perto de *um* rio. Após a investigação do local do crime, o corpo foi encaminhado para autópsia. O exame dentário revelou uma restauração não metálica no primeiro pré-molar esquerdo da mandíbula (n.º 34), um segundo pré-molar esquerdo da mandíbula (n.º 35) cariado, uma restauração metálica no primeiro pré-molar direito da mandíbula (n.º 44) e molares em falta. A mandíbula foi dissecada para permitir um exame radiográfico PM adequado, que revelou tratamento do canal radicular no dente #34.

As investigações policiais sugeriam que o corpo pertencia a um homem de 30 anos, desaparecido há 15 dias. Foi pedido aos familiares da potencial vítima que fornecessem qualquer registo médico. Foram obtidas radiografias periapicais datadas de 2008, que mostravam evidências de tratamento do canal radicular efectuado no dente n.º 34. Para além disso, as radiografias ante-mortem (2008) e post-mortem (2009) mostraram a mesma morfologia do primeiro e segundo pré-molares inferiores esquerdos, bem como molares em falta. Outras semelhanças foram detectadas quando se analisou a perda óssea alveolar na região dos molares inferiores esquerdos.

A identificação positiva foi obtida com base nos achados radiográficos.

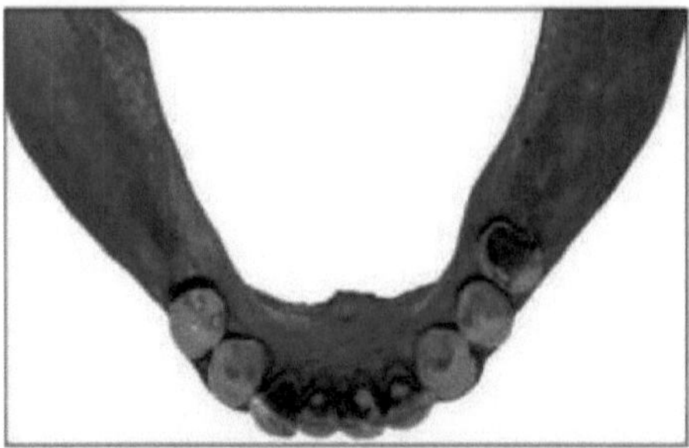

Fig 5.1- Fotografia post-mortem da vítima do caso 1

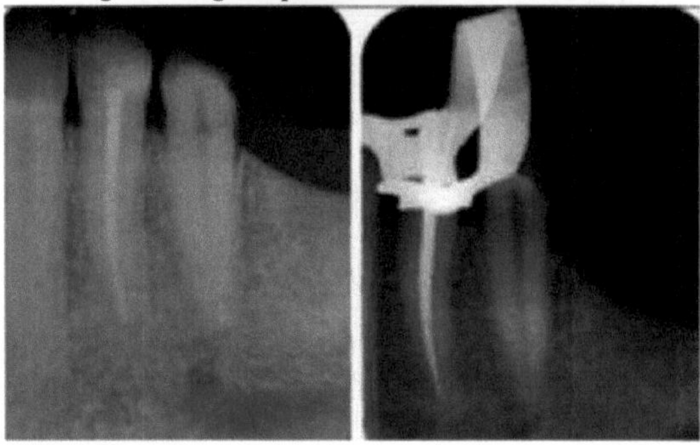

**Fig 5.2- Post-mortemFig 5.3- Ante-mortem
radiografia do dente #34radiografia   do dente #34**

CASO 2-[254]

Em 2011, foi também encontrado um corpo em elevado estado de decomposição, novamente junto a um rio. A autópsia dentária revelou vários dentes cariados; dentes restaurados com materiais não metálicos; e cavidades vazias na região anterior da mandíbula.

Radiograficamente, a vítima apresentava uma ligeira dilaceração do segundo pré-molar inferior direito (#45); tratamento do canal radicular no primeiro molar inferior direito (#46); desenvolvimento radicular incompleto do segundo (#47) e terceiro molares inferiores direitos (#48); e crista óssea alveolar estendendo-se obliquamente do segundo pré-molar inferior direito (#45) para o primeiro molar inferior direito (#46)

A busca por dados ante-mortem compatíveis resultou em radiografias periapicais endodônticas pré e pós-operatórias, datadas de 2009, referentes ao tratamento do dente #46. Além disso, as imagens revelaram que os dentes #45, #47 e #48 apresentavam desenvolvimento radicular incompleto. Foi também detectada uma crista óssea alveolar que se estendia obliquamente do dente #45 para o dente #46. A identificação dentária positiva foi conseguida tendo em conta a correspondência entre as intervenções dentárias (tratamento endodôntico) e as características morfológicas. A confirmação adicional foi obtida no processo de estimativa da idade dentária, que revelou um intervalo de tempo de aproximadamente 2 anos para o desenvolvimento radicular dos dentes #47 e #48, compatível com o período decorrido de 2009 a 2011.

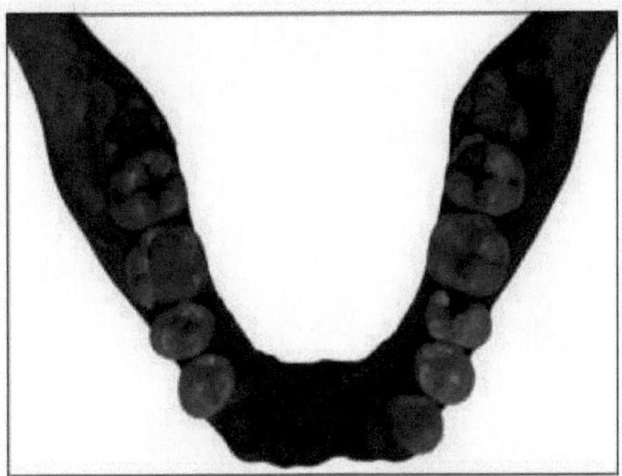

Fig 5.4- Fotografia post-mortem da vítima do caso 2

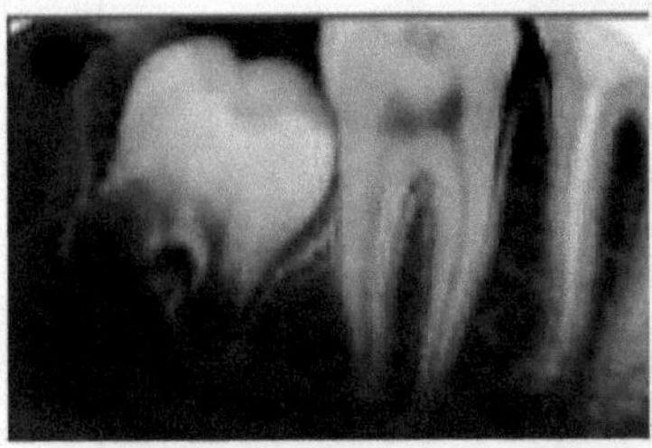

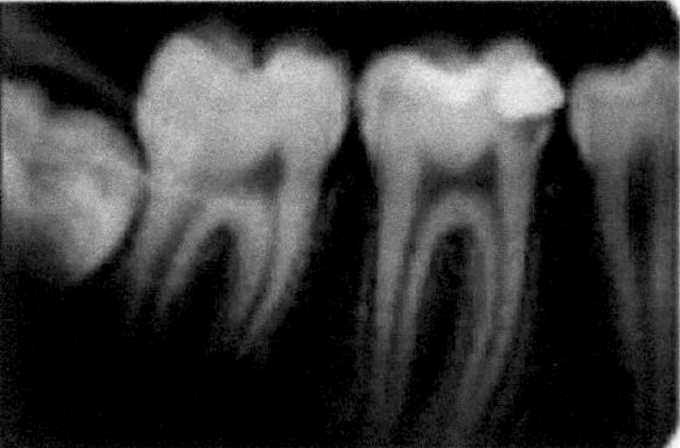

Fig 5.5- Radiografia post-mortem mostrando o desenvolvimento incompleto da raiz do 3º molar Fig 5.6- Radiografia ante-mortem mostrando o desenvolvimento incompleto da raiz do 3º molar

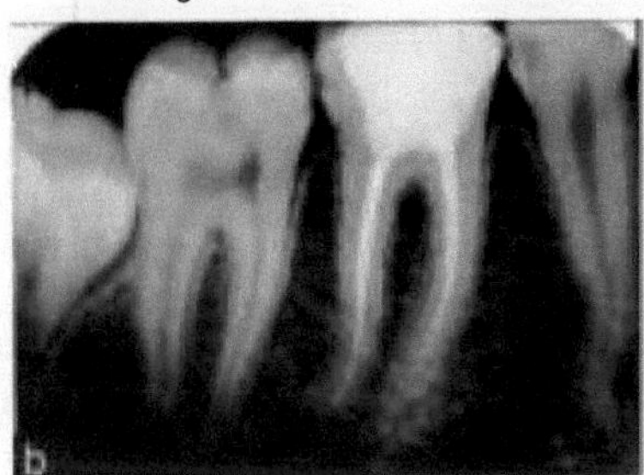

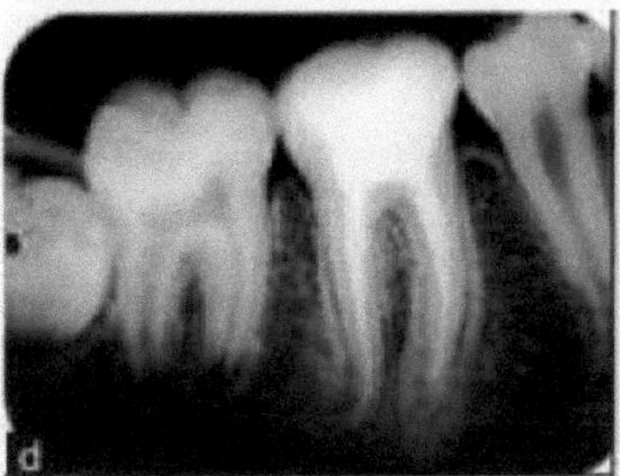

Fig 5.7- Radiografia post-mortem mostrando o tratamento do canal radicular do dente nº 46 Fig 5.8- Radiografia ante-mortem mostrando o tratamento do canal radicular do dente nº 46

CASO 3-[254]

Em 2012, foi encontrado um corpo no campo. Os exames antropológicos do crânio e dos ossos pélvicos indicaram a compatibilidade com um homem adulto desconhecido. Na autópsia dentária, apenas foi detectado um primeiro molar superior direito (#16) com coroa metálica. Radiograficamente, foi detectado tratamento endodôntico do dente #16, bem como um canino superior impactado (#13) posicionado transversalmente.

As investigações policiais indicaram uma compatibilidade inicial entre os restos esqueléticos e um homem de 45 anos, desaparecido há 60 dias. Os familiares da potencial vítima forneceram radiografias periapicais e um ficheiro clínico contendo detalhes de intervenções endodônticas realizadas em 2008.

Além disso, as radiografias que estabeleceram o comprimento de trabalho endodôntico e avaliaram o resultado pós-operatório do dente #16 revelaram o ápice do dente #13. Ambos os dentes apresentavam características únicas, que correspondiam positivamente aos achados do PM durante o procedimento comparativo, levando à identificação positiva da vítima.

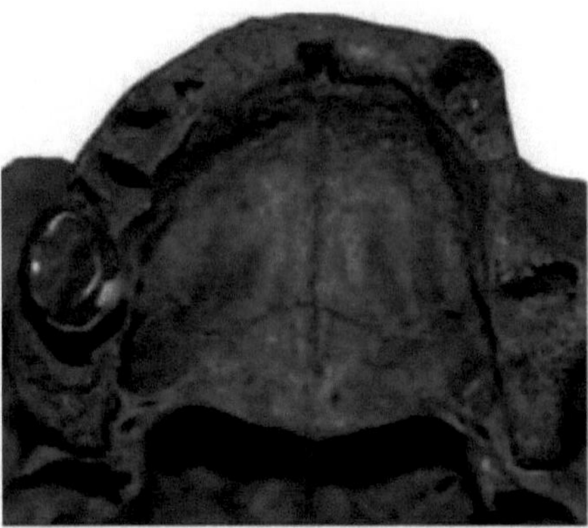

Fig 5.9- Fotografia post-mortem da vítima no caso 3

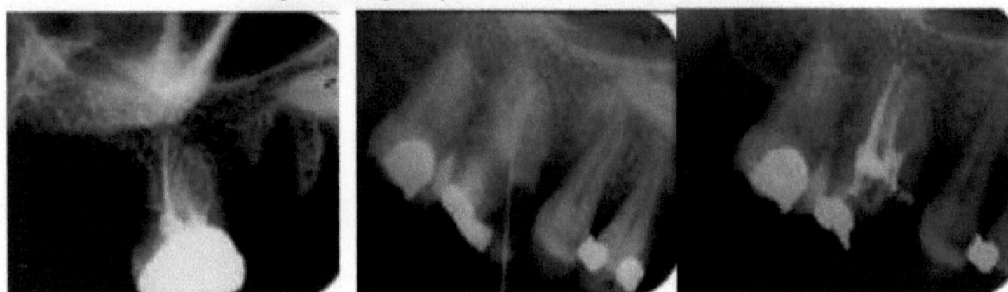

Fig 5.10- Radiografia post-mortem mostrando o tratamento do canal radicular do dente # 16 e o ápice do canino impactado transversalmente
Fig 5.11- Radiografia ante-mortem mostrando o tratamento do canal radicular do dente # 16 e o ápice do canino impactado transversalmente

Nos casos aqui descritos, os registos endodônticos radiográficos foram úteis e permitiram a identificação positiva das vítimas com base na evidência de tratamentos de canais radiculares e características morfológicas.

Outro caso foi relatado por *Silva et al* em 2014, em que uma identificação humana positiva foi confirmada com base na combinação de características morfológicas únicas do seio maxilar; tratamento do canal radicular; e dentes em falta detectados em radiografias endodônticas periapicais, confirmando o potencial forense desta fonte de provas.[255]

B) Identificação por análise elementar do material

Em 2008, *Bonavilla c/ a!* realizou um estudo para avaliar quais os materiais de obturação endodôntica capazes de suportar temperaturas elevadas, como aquelas a que uma vítima incinerada teria sido exposta, e para utilizar a microscopia eletrónica de varrimento/espetroscopia de raios X por dispersão de energia (SEM/EDS) para avaliar a identificação e a composição dos materiais de obturação endodôntica em dentes humanos expostos a uma incineração de calor elevado.[249]

Para além da correspondência entre as imagens radiográficas antemortem e post-mortem, os registos dentários antemortem completos e precisos podem ser utilizados para identificar indivíduos que foram submetidos a uma terapia de canal cirúrgica ou não cirúrgica com base na análise elementar post-mortem do material de obturação.[249]

Os fabricantes de guta percha variam as formulações apenas ligeiramente, o que faz com que a maioria das marcas de guta percha sejam semelhantes em termos de composição. A guta percha foi desafiada, sem sucesso, por Jasper, que começou a obturar com pontas de prata numa tentativa de controlar melhor a extensão apical do material dentro do canal.[256] Recentemente, são utilizados materiais de obturação de resina que utilizam um selante de resina para criar um "monobloco" de material sólido no interior do sistema de canais radiculares. Existe uma grande variedade de selantes endodônticos que preenchem o espaço entre a parede dentinária radicular e o material do núcleo. Os cimentos mais utilizados são as formulações de óxido de zinco-eugenol, hidróxido de cálcio, ionómeros de vidro e cimentos de resina. A maioria dos selantes inclui partículas de prata, sulfato de bário e/ou bismuto para aumentar a sua radiopacidade.[249]

Durante o decurso do tratamento endodôntico, ocorrem acontecimentos desagradáveis quando os instrumentos endodônticos se separam no canal. Muitos destes instrumentos separados são irrecuperáveis e ficam incorporados no material de obturação do canal radicular.[249]

Quando a terapia endodôntica não cirúrgica falha, é mais provável que seja devido à separação de instrumentos, canais bloqueados, saliências ou canais infectados. O clínico considera a terapia endodôntica cirúrgica, na qual a extremidade da raiz é ressecada e *uma* retro-obturação é colocada para selar o sistema de canais radiculares. Os materiais de obturação retrógrada devem ser dimensionalmente estáveis, radiopacos e insolúveis, sendo também bem tolerados nos tecidos perirradiculares. Os materiais de obturação retrógrada comummente utilizados são os cimentos de silicato de cálcio como MT A, Biodentine.[249]

Este estudo utilizou a microscopia eletrónica de varrimento/espetroscopia de raios X por dispersão de energia (SEM/EDS) para avaliar a composição elementar dos materiais antes e depois da incineração a alta temperatura. Os materiais endodônticos foram analisados antes da incineração e colocados em dentes extraídos. Os dentes obturados foram submetidos a incineração a 900° C durante 30 min para simular eventos de incineração ou cremação. Os materiais incinerados foram radiografados e reanalisados para determinar se mantiveram a sua composição elementar original.[249]

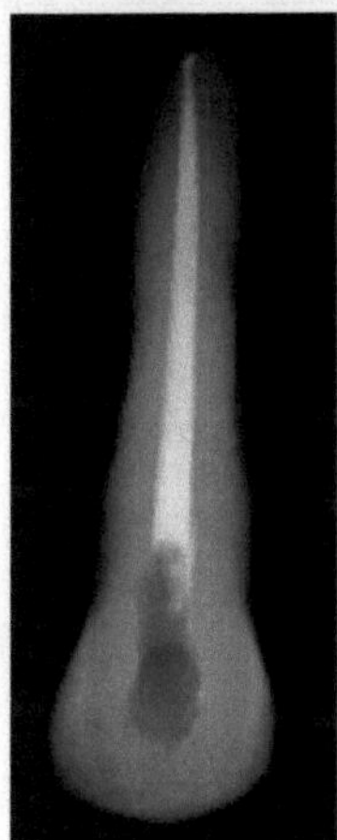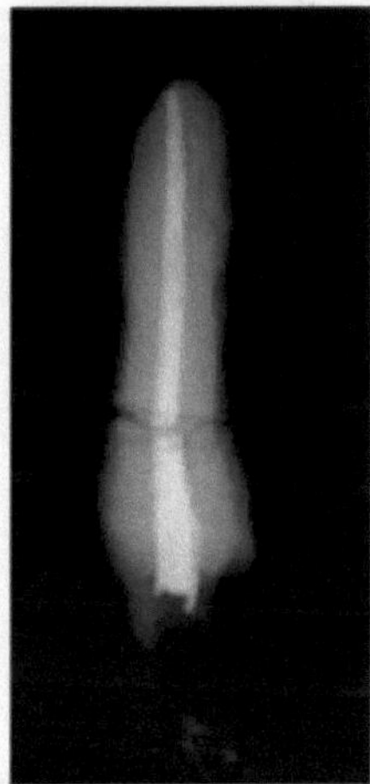

Fig 5.12- Radiografia pré-incineração Fig 5.13- Radiografia pós-incineração

Os resultados deste estudo demonstraram que registos dentários antemortem completos, minuciosos e precisos podem ser utilizados para identificar indivíduos que foram submetidos a terapia de canal cirúrgica ou não cirúrgica com base na análise elementar do material de obturação. As impressões digitais elementares da lima endodôntica específica, dos selantes ou do cimento podem revelar-se uma ferramenta essencial para o odontologista forense.[249]

O material de obturação foi reconhecível até 1100°C; no entanto, foi observado um aspeto de favo de mel (áreas radiolúcidas dentro dos tratamentos endodônticos) acima de 600°C como resultado do amolecimento do material de obturação, que pode até fluir para preencher os canais radiculares em falta. Alterações na forma e dimensão do material de obturação, especialmente se defeituoso, também podem ser observadas a temperaturas mais baixas. A temperaturas superiores a 800°C, os materiais endodônticos (combinações de guta-percha/óxido de zinco eugenol e guta-percha/cimento de resina) tendem a mudar para uma tonalidade esbranquiçada semelhante a giz, que é difícil de reconhecer da dentina incinerada.[247]

O aumento do número de clínicos que utilizam limas de níquel-titânio para limpar e modelar o canal radicular conduzirá inevitavelmente a um maior número de rupturas de instrumentos no canal. O níquel-titânio é *um* material superelástico que retém a memória de forma para negociar canais, curvas ou dilacerações radiculares. Este material foi inventado pelos Naval Ordinance Laboratories sob o nome de Nitinol e foi mais tarde utilizado em medicina dentária para ortodontia e em limas endodônticas por *Walia et al.*[25] Uma grande desvantagem deste material é o facto de ser limitado pelas suas propriedades de fadiga cíclica e de torção.[249]

A imagem radiográfica e a análise SEM/EDS identificam claramente as limas de níquel-titânio após a incineração devido ao seu aspeto radiográfico retilíneo nas curvaturas do canal e à impressão digital elementar do titânio.[249]

A MEV identificou uma película que reveste a superfície da lima de níquel-titânio após a exposição a altas temperaturas dentro do sistema de canais radiculares, que é descrita como um revestimento de superfície áspero, semelhante a uma geleira, na lima de níquel-titânio sob alta ampliação. Esta película foi formada pela separação do titânio da liga a altas temperaturas, seguida de uma oxidação preferencial na superfície.[249]

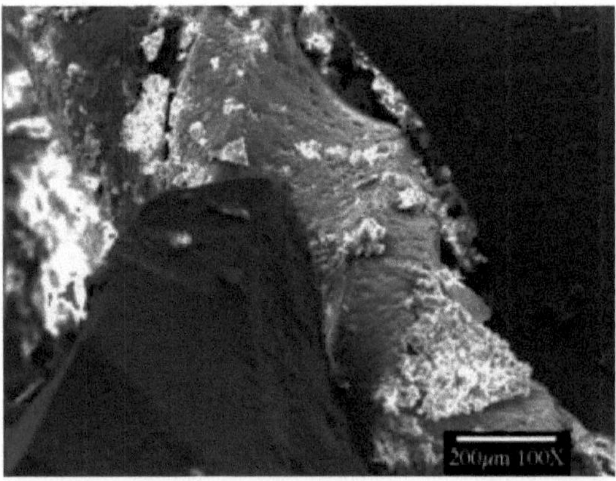

Fig 5.14 - Microscopia eletrónica de varrimento da lima rotativa Profile NickelTitanium separada no canal incinerado

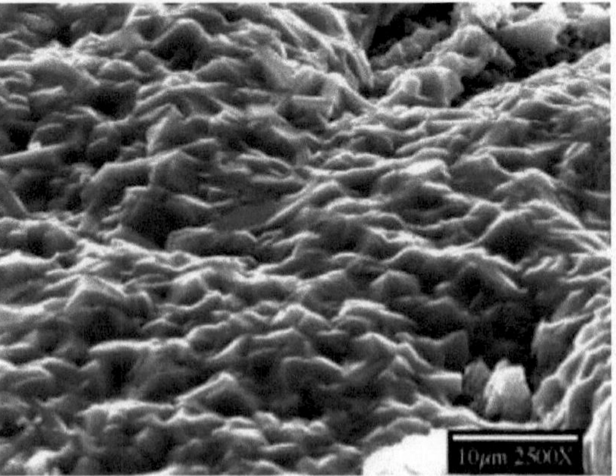

Fig 5.15- Revestimento superficial tipo glaciar da camada de óxido

A taxa de separação de instrumentos de níquel-titânio é sete vezes superior à do aço inoxidável ficheiros.[249]

As limas de aço inoxidável são habitualmente utilizadas no tratamento endodôntico para abrir os canais, criar uma trajetória de deslizamento para os instrumentos rotativos de níquel e titânio e para limpar e modelar o sistema de canais. As limas manuais separadas são normalmente mais pequenas e encontram-se apicalmente em áreas de maior constrição do canal, mas devido ao seu teor de crómio, ferro e níquel, podem ser identificadas positivamente utilizando SEM/EDS.[249]

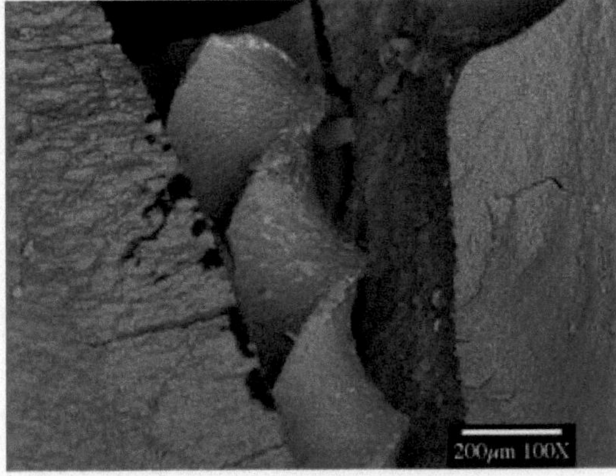

Fig 5.16- Ficheiro #20K separado no canal

Os selantes analisados foram identificados pelos seus constituintes elementares únicos e pelo conteúdo específico de metais pesados. Os metais pesados são utilizados nos materiais de obturação endodôntica para conferir radiopacidade. Os elementos com maior número atómico e núcleos grandes absorvem mais os raios X do que os metais com núcleos mais pequenos.[249]

o **Materiais que contêm bismuto - o** peso atómico do bismuto é 208, tornando-o assim mais radiopaco do que a estrutura dentária. O ProRoot MTA cinzento, AH26, Apexit, Epiphany e EZFill contêm bismuto.[249]

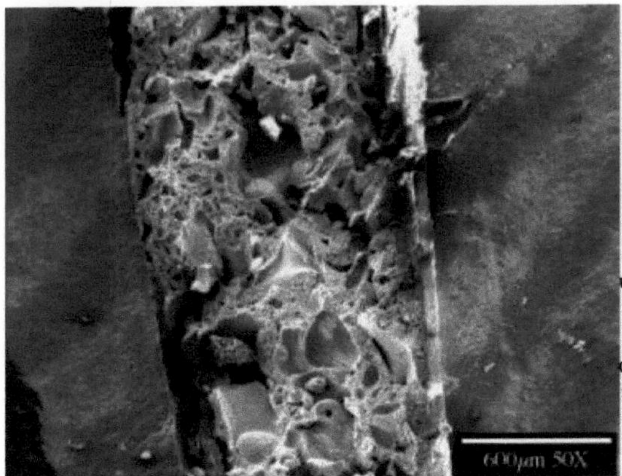

Fig. 5.17 - **Imagens de microscopia eletrónica de varrimento do Apexit sealer em conjunto com a guta percha da Dentsply. Ambas as ampliações mostram a distinção entre a guta percha e o selante,**

o **Materiais que contêm bário -** O bário tem um peso atómico de 138, sendo também ideal para absorver os raios X. Os materiais de obturação, tais como Epiphany, Sybron Gutta Percha, Nogenol e Tubliseal, contêm o metal pesado bário.[249]

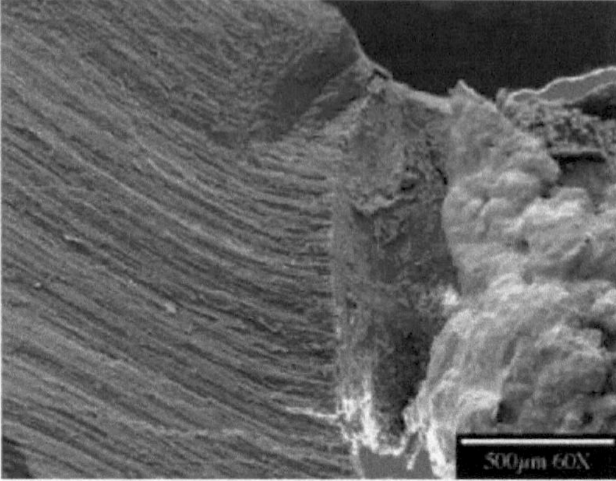

Fig 5.18- Imagem de microscopia eletrónica de varrimento do material de obturação de resina Epiphany mantendo um bloco completo de selante e material de obturação após incineração

o **Materiais que contêm tungsténio** - O tungsténio tem um peso atómico de 183. É exclusivo do vedante AH Plus e é utilizado pelas suas propriedades radiopacas e como catalisador para facilitar a reação de autocura do vedante epoxídico.[249]

o **Materiais que contêm prata** - A prata é utilizada como radiopacificador na raiz material de obturação e é encontrado em Kerr EWT, Silver points e AH26.[249]

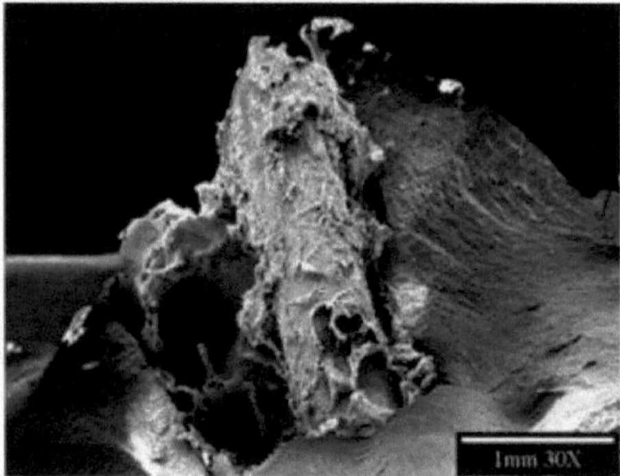

Fig 5.19- Imagem de microscopia eletrónica de varrimento da ponta de prata e do selante Kerr EWT que sobressaem do dente incinerado fracturado

o **Materiais que contêm alumínio** - ProRoot MTA cinzento e Super EBA.[249]

o **Materiais que contêm silicone** - O silicone pode ser encontrado em muitos vedantes diferentes, guta percha e materiais de obturação de extremidades de raízes.[249]

Os avanços nas técnicas microcirúrgicas, na iluminação e nos materiais biocompatíveis deram ao médico a capacidade de efetuar obturações radiculares e reparar perfurações radiculares com taxas de sucesso que variam entre 91,5% e 96,8%.[258]

O agregado de trióxido mineral (MTA) ganhou popularidade como material de preenchimento de extremidades radiculares e de reparação de perfurações devido à sua biocompatibilidade e às suas aparentes características cimento-condutoras.[259]

O ProRoot MTA cinzento tem uma impressão digital diferente do ProRoot MTA branco devido a diferenças nas concentrações de óxido de alumínio e óxido de ferro, tal como esperado em estudos anteriores realizados por *Asgary et* al.[260] Os vários óxidos permitirão ao odontologista forense determinar corretamente se foi utilizado MTA branco ou cinzento com base na sua composição elementar, aspeto radiográfico e colocação na raiz.[249]

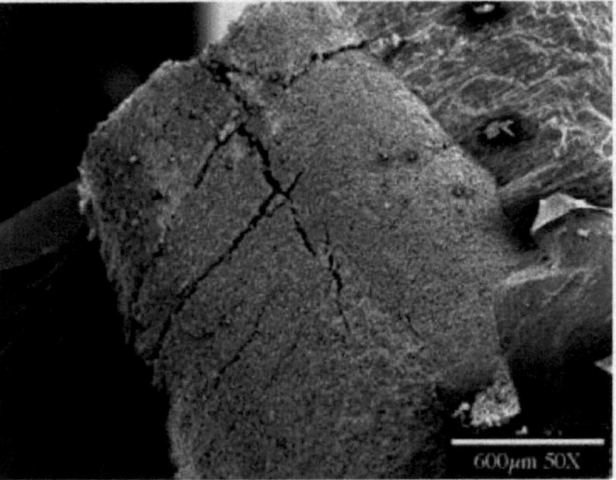

Fig 5.20 - Imagem de microscopia eletrónica de varrimento do ProRoot MTA cinzento após incineração

Esta informação foi utilizada para compilar uma base de dados relativa à utilização de materiais de obturação de canais radiculares como auxiliar na identificação forense.[249]

Nas últimas décadas, surgiu um interesse crescente na relação entre a endodontia e a odontologia forense. Este interesse justifica-se, sobretudo, pelo facto de a endodontia necessitar constantemente do registo radiográfico dos passos clínicos, enquanto a odontologia forense depende constantemente de provas radiográficas para identificações positivas fortemente sustentadas. Assim, os endodontistas devem conhecer as técnicas adequadas para uma avaliação dentária radiográfica óptima, tornando viável uma duplicação radiográfica post-mortem para o processo de identificação humana comparativa, e devem ter o hábito de armazenar os dados dentários ante-mortem de um paciente por um período de tempo indefinido.[255]

CONCLUSÃO

A recolha de provas para a condenação de criminosos e a identificação de restos mortais humanos foi sempre um processo assustador e difícil no domínio forense. Qualquer prova que possa comprovar a identidade é crucial e ficou provado, uma e outra vez, em casos do passado, que a odontologia forense desempenha um papel vital quando as ajudas mais convencionais da medicina legal não conseguem dar uma identificação positiva.

Cada profissional tem a responsabilidade de compreender as implicações forenses associadas à prática da sua profissão. A apreciação do campo forense deve dar ao médico dentista mais uma razão para manter registos legíveis e legalmente aceitáveis e ajudar as autoridades legais na identificação de vítimas e suspeitos.[255]

A responsabilidade de um dentista de restauração e de um endodontista não se limita aos procedimentos de tratamento de canais radiculares, mas também se estende a acontecimentos infelizes em que um doente possa ter de ser identificado com base nos seus registos antemortem. Por conseguinte, os endodontistas são fortemente encorajados a incluir o nome da marca de cada material de restauração e material endodôntico colocado num dente.[249]

A especialização em odontologia forense tem sido possível em vários países do mundo, mas embora o Conselho de Medicina Dentária da Índia a tenha incluído como disciplina no BDS, ainda não foi iniciado um curso de pós-graduação. Por conseguinte, a importância da odontologia forense deve ser incluída nos programas académicos dos estudantes pós-graduados. A realização periódica de conferências, workshops, CDEs e seminários ajudará a enriquecer os conhecimentos e a consciencialização.[261]

Como já foi dito, cada contacto deixa um rasto, pelo que, com a atitude, os conhecimentos, o trabalho de equipa e os recursos adequados, a identificação forense torna-se uma possibilidade realizável.[262]

REFERÊNCIAS

1) Pretty IA, Sweet D. A look at forensic dentistry--Part 1: The role of teeth in the determination of human identity. Br Dent J. 2001 Apr 14;190(7):359-66.

2) Puerini SJ. A odontologia forense e o processo de identificação post-mortem. Saúde Pública

R I 2005; 88:308-9.

3) David R. Senn, Paul G. Stimson, Forensic Dentistry, Segunda Edição (Boca Ranton, CRC lundPress, 2010)

4) Fixot RH, Arendt D, Chrz B, Filippi J, Mcgivney J, Warnick A. Role of dental teams in mass fatality incidents. Dent Clin North Am 2001; 45:271-92 5) William G Eckert, Introduction to Forensic Sciences, Second Edition (Nova Iorque:

Elsevier, 1992)

6) Colvenkar SS. Cartão lenticular: Um novo método de identificação de próteses. Indian J Dent Res 2010; 21:112-4. 7) Keiser-Neilson S. Person Identification by Means of Teeth (Identificação de pessoas através dos dentes). Bristol: John Wright and

Sons; 1980.

8) Hinchliffe J (2011) Forensic odontology, part 1. Identificação dentária. Br Dent J 210(5):219-224

9) Shamim T, Ipe Varughese V, Shameena PM, Sudha S. Forensic odontology: a new perspective. Medicolegal Update 2006; 6:1-4 10) Balachander N, Babu NA, Jimson S, Priyadharsini C, Masthan K. Evolution of forensic odontology: An overview. J Pharm Bioall Sci 2015;7: S176-80. 11) Krishnan K, Kanchan T, Garg AK. Evidência dentária na identificação forense - uma visão geral, metodologia e estado atual. Open Dent J. 2015 Jul 31; 9:250-6 12) Guia DVI [Internet]. [Atualizado 2009; citado 2018 Dez 14]; Disponível em: http://www.interpol.int/INTERPOLexpertise/Forensics/DVI-Pages/DVI-guide.

13) Imaizumi K, Taniguchi K, Ogawa Y. Sobrevivência do ADN e propriedades físicas e histológicas das alterações induzidas pelo calor em ossos queimados. Int J Legal Med. 2014; 128:439-46 14) Berketa, John & Sims, Catherine & Rahmat, Rabi'ah. (2019). A utilização de pequenas quantidades de material endodôntico residual para identificação dentária. O Jornal de odonto-estomatologia forense. 1. 63-65. 15) Gupta Jatin, Gupta Kanupriya. Forensic Odontology: A Review. RJLBPCS 2018;4(3)

:420-424

16) I. J. Med. Sc. Oitava Série. Vol. março, 1970 3. NO. 3. Odontologia Forense com relato de caso. John F. Owens. 17) Avon SL. Forensic Odontology: The Roles and Responsibilities of the Dentist. J Can Dent Assoc 2004; 70:435-8 18) Shamim Thorakkal. Forensic Odontology. Jornal do Colégio de Médicos e Cirurgiões - Paquistão 2010: JCPSP. 20.1-2. 19) Ramos DIA, Daruge E, Daruge Júnior E, Antunes FCM, Melendez BVC, Francesquini Júnior L, et al. Transposição dentária e suas implicações éticas e legais. Rev ADM. 2005; 62: 185-90.

20) Silva Rhonan, Pereira Sávio. Genética e biologia molecular: Uma revisão de literatura da aplicação em odontologia forense. Brazilian Journal of Oral Sciences 2007 (ISSN: 1677-3217)

Vol 6 Num 20. 6. 21) Keiser-Nielsen S. Forensic odontology. Int Dent J 1968; 18:668-83 22) Whittaker DK, Mac Donald DC. A Colour Atlas of Forensic Dentistry. Londres: Wolfe Medical; 1989.p.9.

23) Vij K. Identificação. In: Text book of Forensic Medicine and Toxicology Principles and Practice. 3rd edn. Nova Deli: Elsevier India (P) Limited; 2005: 50-51, 83.

24) Pillay VV. Identificação. In Handbook of Forensic Medicine and Toxicology, 14th edn. Hyderabad: Paras Medical publishers; 2004: 48, 78 25) Saxena S, Sharma P, Gupta N. Experimental studies of forensic odontology to aid in the identification process. J Forensic Dent Sci. 2010 Jul;2(2):69-76. 26) Dorion, R. B. 2005. Bitemark Evidence. New York: Marcel Dekker 27) Dio, C., Earnest, C., & Baldwin, H. F. (1914). Dio's Roman History. London. W.

Hememamm

28) Hunter, W. W. (1885). The Imperial Gazetteer of India. 2.ª ed. Londres: Trubner and Co.

29) Sansare K. Forensic odontology, historical perspective. Indian J Dent Res 1995; 6:55-7.

30) Ranganathan, Kannan & Thavarajah, Rooban & Lakshminarayanan, V. (2008). Odontologia forense: Uma revisão. J Forensic Odontol. 1. 4-12. 31) Grady R. Identidade pessoal estabelecida pelos dentes: O dentista como perito científico.

Am J Dent Sci 1884; 17:384-405. 32) Forbes E. Paul Revere and the World He Lived in. Boston: Houghton Miffen Co.; 1943. 33) Ring ME. Paul Revere - Dentista, e o símbolo de liberdade do nosso país. N Y State Dent

J 1976; 42:598-601.

34) Pierce LJ, Strickland DJ, Smith ES. O caso de Ohio v. Robinson. Um caso de marca de mordedura de 1870. Am J Forensic Med Pathol 1990; 11:171-7. 35) Gustafson G. Forensic Odontology. Aust Dent J 1962;7(4):293-303. 36) Bruce-Chwatt RM. A brief history of forensic odontology since 1775 (Uma breve história da odontologia forense desde 1775). J Forensic Leg Med 2010;17(3):127-130. 37) Harvey W. Teeth and forensic science (Dentes e ciência forense). Criminol 1973;8(28):4. 38) Acharya AB. Role of forensic odontology in disaster victim identification in the Indian context (Papel da odontologia forense na identificação de vítimas de desastres no contexto indiano). J Dent Specialities, 2015;3(1):89-91

39) Amedo, O. (1987). O papel do dentista na identificação das vítimas da catástrofe do "Bazar de la Charite". Paris, Dental Cosm., 39, 905-912. 40) Solheim T, Lorentsen M, Sundnes PK, Bang G, Bremnes L. The "Scandinavian Star" ferry disaster 1990 - A challenge to forensic odontology. Int J Legal Med 1992; 104:339-45

41) Shamim T, Sudha S, Shameena PM, Ipe Varghese V. An insight to forensic odontology. Kerala Dent J 2006; 29:45-7. 42) Schuller-Götzburg P, Suchanek J. Forensic odontologists successfully identify tsunami victims in Phuket, Thailand. Forensic Sci Int 2007; 171:204-7. 43) Huseyin A, Karaday B, Cagdir SA, Ozaslan A. Role of bite mark characteristics and localizations in finding an assaultant. J Forensic Dental Sciences. 2014; 6:202 44) Dahlberg A (1985) Ontogenia e genética dentária em problemas forenses. Forensic Science International, 30, 163-176 45) Gómez de Ferraris M, Campos Muñoz A. Histologia e embriologia: instruções básicas sobre patologia odontológica, diagnóstico, terapia e prevenção [in Castellan]. Madrid: Editorial Medica Panamericana; 1999 46) Divakar KP. Odontologia forense: a nova dimensão na análise dentária. Int J Biomed Sci. 2017; 13:1-5.03 47) Vala D, Nayyar AS, Pooja VK, Kartheeki B, Patel N, Vala D, et al. Determinação do grupo sanguíneo ABO a partir de dentina e polpa por técnica de eluição de absorção. Int J Orofac Biol 2017; 1:70-80

48) Karthika B, Elumalai M. Identidade do grupo sanguíneo da polpa dentária de um ser humano falecido.
International Journal of Pharma and Bio Sciences 2013;4:1000-4. 49) Identificação de vítimas de catástrofes. Catherine Adams. Forensic Odontology: An Essential Guide, First Edition. John Wiley & Sons, Ltd. 2014.
50) Rothwell B.R. Principles of dental identification (Princípios de identificação dentária). Dent Clin North Am 2001; 45: 2253-
70
51) Silva RF, Cruz BVM, Daruge Júnior E, Daruge E, Francesquini Júnior L. A importância da documentação odontológica na identificação humana. Ata Odontol Venez. 2005; 43: 67-74. 52) Mörnstad H, Pfeiffer H, Yoon C, Teivens A. Demonstração e semi-quantificação do mtDNA da dentina humana e sua relação com a idade. Int J Legal Med 1999; 112:98-100. 53) Thomas AJ, Oommen S. Avanços na odontologia forense - uma visão geral. Int J Prev Clin Dent Res 2018;5(2):S79-81. 54) Gurtovaia SV, Kurdzhieva OB, Tuchik LN. Deteção de antigénios do sistema ABO e GM nos dentes. Sud Med Ekspert 2002; 45:23-5. 55) Shimaa M Motawei, Rehab Rizk El-Zehary, Ahmed Shtejwi "ABO Blood Grouping from Dentin and Pulp of fresh and aged teeth by modified Absortion-Elution Technique" Egyptian dental journal;64:2251-2261 56) Parekh BK, Sansare K, Malwankar AG, Gore PG. Determinação do grupo sanguíneo ABO a partir de polpa dentária e saliva para utilização em odontologia forense. J Indian Acad Oral Med
Radiol 1994; 2:1720 57) DNA technology and Forensic Odontology (Tecnologia do ADN e Odontologia Forense). B. Rai, J. Kaur, Evidence Based Forensic Dentistry. Springer-Verlag Berlin Heidelberg. 2013 58) Shafer, W. G., Hine, M. K., & Levy, B. M. A textbook of oral pathology- 8th Edition, Philadelphia: Saunders.
59) Komar d, Lathrop s. Frequencies of morphological characteristics in two contemporary forensic collections: implications for identification. J Forensic Sci. 2006 Sep;51(5):974-8
60) C Stavrianos, I Stavrianos, E Dietrich, P Kafas. Métodos de identificação humana em medicina dentária forense: A Review. O Jornal Internet de Ciência Forense. 2008 Volume 4 Número 1
61) Campobasso Cp, Dell'Erba As, Belvisom, Di Vella G. Identificação craniofacial por comparação de radiografias antemortem e post-mortem: dois relatos de casos relativos a corpos queimados. Am J Forensic Med Pathol. 2007 Jun; 28(2):182-6 62) Shanbhag VK. Significância dos registos dentários na identificação pessoal em ciências forenses. Journal of Forensic Science and Medicine 2016; 2:39. 63) Nadil A, Shanavas A, Baby GG, Daniel VA, Mary GJ. Papel dos dados antemortem na odontologia forense: A literature review. Int J Forensic Odontol 2019; 4:48-9 64) Saraswathi TR, Mishra G, Ranganathan K. Estudo das impressões labiais. J Forensic Dent Sci
2009; 1:28-31
65) Res1 Strom F. Investigation of bite-marks. J Dent Res 1963;42(Pt 2):312-6 66) Med1 Pötsch L, Meyer U, Rothschild S, Schneider PM, Rittner C. Application of DNA techniques for identification using human dental pulp as a source of DNA. Int J Legal Med
1992; 105:139-43
67) Patidar KA, Parwani R, Wanjari S. Efeitos da alta temperatura em diferentes restaurações na identificação forense: Amostras dentárias e mandíbula. J Forensic Dent Sci 2010; 2:37-
43

68) Valenzuela A, Marques T, Exposito N, Martin-De Las Heras S, Garcia G. Estudo comparativo da eficácia dos métodos dentários para a identificação de vítimas de queimaduras em dois acidentes de autocarro em Espanha. Am J Forensic Med Pathol. 2002 Dec; 23(4):390-3 69) Nakayama I Aoki Y, Niitsu H, Saigusa K. Abertura oral forçada para cadáveres com rigor mortis: duas abordagens para a miotomia nos músculos temporais. Forensic Sci Int 2001;

118:37-42

70) American Board of Forensic Odontology (Conselho Americano de Odontologia Forense). Body identification guidelines. J Am Dent Assoc 1994125:1244-1254 71) Brown KA. Identificação dentária de corpos desconhecidos. Ann Acad Med Singapore 1984;

13:3-7

72) Sathyavagiswaran L, Florentine B, Taylor J, Romero N. Identifying "does" with help of dentures. J Forensic sci. 1993; 38:1018 73) Kamath PG, Kamath VG. Restaurações fixas gravadas e microetiquetagem de dentaduras para facilitar a identificação através da medicina dentária forense. J Ind Prosthodontic Soc 2005; 5: 79-81 74) Adams BJ. Estabelecer a identificação pessoal com base em padrões específicos de dentes em falta, preenchidos e não restaurados. J Forensic Sci 2003; 48:487-9 75) Nassar DEM, Ammar HH. Um protótipo de sistema de identificação dentária automática. In the proceedings of the 3rd annual National Conference on Digital environment Research.

2003, Boston, MA

76) Lorton L, Rethman M, Friedmann R. The Computer Assisted post-mortem identification (CAPMO) System: a computer-based identification program. J Forensic Sci

1988; 33: 977-84

77) Sistema de identificação dentária WinID3. http://www.winid.com/ 78) Beauthier, Jean-Pol & Valck, Eddy & Lefèvre, Philippe & Winne, Joan. (2009). Mass Disaster Victim Identification (Identificação de vítimas de catástrofes em massa): The Tsunami Experience. The Open Forensic Science

Jornal

79) Guharaj PV, Chandran MR, editores. Forensic Medicine. 2ª ed. Sangue, sémen e outros materiais biológicos: Orient Longman Pvt. Ltd. Chennai 2003. p. 276-7 80) Simpson K. Forensic Medicine. 8.ª ed. The English Language Book Society e Edward Arnold Publishers Ltd. Londres; 1982. p. 47-9

81) Neiders ME, Standish SM. Determinações do grupo sanguíneo em medicina dentária forense. Dent Clin North Am. 1977; 21:99-111. 82) Ndiokwelu E, Miquel JL, Coudert N. Identification of Victims of Catastrophes: Introduction to the Role of Forensic Odontology. Journal of Odonto stomatol Trop. 26(104):33-6, dezembro de 2003. 83) Nandy A. Principles of Forensic Medicine. 2ª ed. New Central Book agency Pvt. Ltd.

Kolkata; 2000.

84) Nishi K, Nihon Hoigaku Zasshi. Tipagem do grupo sanguíneo ABO em autópsias forenses.

Journal of Forensic Science, 59 (2):111-7, outubro de 2005 85) Lain A Pretty. Forensic Dentistry: Identification of Human Remains. Dent Update, 34(10):621-2, 624-6, 629-30, dezembro de 2007 86) Landsteiner K, Wiener AS. An Agglutinable Fator in Human Blood Recognized by Immune Sera for Rhesus Blood. Proc Soc Exp Biol Med., 43: 223- 224, 1940. 87) Zlobina NA. Pesquisa específica de antigénios do sistema ABO em amostras de sangue.

Sud Med Ekspert 47(6): 35, novembro - dezembro de 2004. 88) Kind SS. Absorption-elution grouping of dried blood smears. Nature 1960; 185:397-8. 89) Neil D. Avent e Marion E. Reid. The Rh Blood Group system: A Review. Journal of Blood, 95: 375-387, 2000 90) Aye UT. ABO Grouping of blood stains on sweaty garments by absorption elution method. Forensic Sciences 1977; 16:8-12. 91) Stimson PG, CurtisA, Mertz CA. Forensic Dentistry. Washington, D.C.: CRC Press;

1997. p. 23-4

92) Shetty M, Premlata K. ABO blood grouping from tooth material. J Indian Acad Forensic Med 2010; 32:336-8.

93) David K. Wittakar. An Introduction to Forensic Dentistry (Introdução à Medicina Dentária Forense). Journal of Quintessence International, 25:10: 25-30, 1994. 94) Ramnarayan B, Manjunath M, Joshi AA. ABO grupo sanguíneo de tecidos duros e moles dos dentes por técnica de absorção-eluição modificada. J Forensic Dent Sci 2013;

5:28-34

95) Nakayama Y, Aoki Y. Distribuição dos epítopos do grupo sanguíneo ABH na superfície interna dos tecidos duros dentários: Serological, Immunohisto-chemical and Ultra-structural study on Odontoblast. Tohoku Journal of Expert Medicine 1998; 184:267-76 96) Fujitani N, Matoba R, Kobayashi T, Matsuda H, Yoshida K, Fukita K. ABO grouping of Highly-dilute Blood by the Absorption-Elution Technique using Nitrocellulose Beads- -Application to a Case work Investigation. Nippon Hoigaku Zasshi, Department of Forensic Medicine, Saga Medical School, Japão, 45(2):166-8, abril de 1991. 97) Lele MV, Malvekar AG, Dang AH e Madiwale MS. Deteção de substâncias do grupo sanguíneo ABH na polpa dentária humana. Journal of Indian Academy of Forensic Science 16:2,

3, 1977.

98) Mukai S, Takei T, Idukoyama R, Odagiri T, Maruyama T e Miyazawa T. Studies on Blood Groups of Human Teeth. Japan Journal of Leg. Medicine, 1: 27-38, 1975. 99) C.M. Roebuck. Textbook of Forensic Chemistry, capítulo 7, página: 207, 2000. 100) Ballal S, David MP. Determinação do grupo sanguíneo ABO a partir da dentina e da polpa.

Pak Oral Dent J 2011; 31:3-6 101) Outtridge RA. Agrupamento de manchas de sangue - Evolução V. Inibição. Journal of the Forensic Science Society 1963; 4:87-90. 102) Kumar PV, Vanishree M, Anila K, Hunasgi S, Suryadevra SS, Kardalkar S.

Determinação do grupo sanguíneo ABO e do fator Rhesus a partir de material dentário. J Oral Maxillofac Pathol 2016; 20:540-4

103) Korszun AK, Causton BE, Lincoln PJ. Termoestabilidade dos antigénios do grupo sanguíneo ABO(H) em dentes humanos. Forensic Sci 1978; 11:231-9 104) AI Espina, AV Castellanos, JL Fereira. Age Related Changes in Blood Capillary Endothelium of Human Dental Pulp (Alterações relacionadas com a idade no endotélio capilar sanguíneo da polpa dentária humana). International Endodontic Journal, 36: 395- 403, 20 105) Mukherjee JB, Chattopadyay PK. A determinação do grupo sanguíneo a partir de dentes através da técnica de eluição por absorção e o seu papel no estabelecimento da identidade. Med Sci Law 1976; 16:232-4. 106) Parekh BK, Sansare K, Malwankat AG e Gore PG. Determinação do grupo sanguíneo ABO a partir de polpa dentária e saliva para utilização em odontologia forense. J Indian Acad Oral Med Radiol 1994; 5:17-20. 107) Perepechina IO, Sakharov RS. A investigação de manchas de sangue e secreções através da reação de absorção-eluição utilizando anticorpos monoclonais anti-H. Sud Med Ekspert 1990;

33:16-9

108) Gaensslen RE, Lee HC, Pagliaro EM, Bremser JK. Avaliação de anti-soros para agrupamento de manchas de sangue. I. ABH, MN, and Rh. J Forensic Sci 1985; 30:632-54

109) Calabrez MCT, Saldanha PH. A Pesquisa De DNA Em Odontologia Forense. In: Silva M. Compêndio De Odontologia Legal. Rio de Janeiro: Editora Medsi; p. 167-221, 1997. 110) Modi NJ. Jurisprudência Médica e Toxicologia de Modi. 20ª ed. Examination of blood stains: N. M. Tripathi Pvt Ltd, Mumbai; 1983. 111) Takata H. Studies on blood groups of human teeth: Parte 1. Identificação de grupos sanguíneos ABO de dentes permanentes e decíduos através do teste de eluição. Jap J Legal Med 1973; 27:46-54 112) Jeffrey AJ, Wilson V, Thein SL. Hypervariable 'minisatellite' regions in human DNA. Nature 1985; 314:67-73

113) Schwartz T R, Schwartz E A, Mieszerski L, McNally L, Kobilinsky L. Characterization of deoxyribonucleic acid (DNA) obtained from teeth subjected to various environmental conditions. J Forensic Sci 1991; 36: 979-990 114) Sweet D, Hildebrand D. Recovery of DNA from human teeth by cryogenic grinding. J Forensic Sci 1998; 43: 1199-1202 115) Gill P. Report of the European DNA profiling group (EDNAP)-an investigation of the hypervariable STR loci ACTBP2, APOA11 and D11S554 and the compound loci D12S391 and D1S1656. Forensic Sci Int 1998;98: 193-200 116) Sweet D, DiZinno J A. Personal identification through dental evidence-tooth fragments to DNA. J Calif Dent Assoc 1996; 24: 35-42 117) da Silva RHA, Sales-Peres A, de Oliveira RN, de Oliveira FT, Sales Peres SH. Utilização da tecnologia do ADN na medicina dentária forense. J Appl Oral Sci 2007; 15:156-61 118) Sweet D J, Sweet C H. DNA analysis of dental pulp to link incinerated remains of homicide victim to crime scene. J Forensic Sci 1995; 40: 310-314 119) Hutchison C A, Newbold J E, Potter S S, Edgell M H. Maternal inheritance of mammalian mitochondrial DNA. Nature 1980; 251: 536-538

120) Crouse C, Vincek V. Identification of ABO alleles on forensic-type specimens using rapid-ABO genotyping. Biotechniques. 1995 Mar;18(3):478-83. Erratum in: Biotechniques 1995 May;18(5):760

121) Gupta B, Gupta M. Identificação do sexo em odontologia forense - uma revisão de várias metodologias. Int J Forensic Odontol 2016; 1:9-13 122) Solheim T. Um novo método para estimar a idade dentária em adultos. Forensic Sci Int 1993; 59: 137-147

123) Relethford, John (2009) The Human Species: An Introduction to Biological Antropologia, Glossário. Centro de aprendizagem em linha da McGraw Hill. ISBN 978-0-07-353101-4.

124) Zorba E, Spiliopoulou C, Moraitis K. Avaliação da exatidão de diferentes medidas dos dentes molares na avaliação do sexo. Forensic Sci Med Pathol 2013; 9(1): 13-23 125) Lund H, Mörnstad H. Determinação do sexo por odontometria numa população sueca. J Forensic Odontostomatol 1999; 17:30-4 126) Iscan MY, Kedici SP. Sexual variation in bucco-lingual dimensions in Turkish dentition. Forensic Sci Int 2003; 137: 160-4 127) Joseph AP, Harisha RK, Mohammad PKR, Kumar VRB. Quão fiável é a diferenciação do sexo a partir das medições dos dentes? Oral Maxillofac Pathol J 2013; 4(1): 289 128) Rao NG, Rao NN, Pai ML, Kotain MS. Índice canino mandibular - uma pista para estabelecer a identidade sexual. Forensic Sci Int 1989; 42: 249- 54. 129) Rao NG, Pai ML, Rao NN, Rao KT. Mandibular canine in establishing sex identity. J Indian Forensic Med 1988; 10:5-12 130) Eimerl S, Devore L. The Primates. New York: Times Inc.; 1965 131) Galdames IS, Henríquez IR,

Cantin M. Cromatina sexual em polpa dentária. Desempenho do teste de diagnóstico e geração de padrão-ouro. Int J Morphol 2010; 28(4): 1093-6 132) Scott GR, Turner CG 2nd. The Anthropology Teeth: Dental Morphology and Its Variation in Recent Human Populations (Morfologia dentária e sua variação em populações humanas recentes). Cambridge: Cambridge University Press; 1997. 133) Schrantz DT, Bartha M. Sexing from Medicine 1963;54:10-5   Formulário   disponível: http://www.indmedica.com/journals.php?journalid=9&issueid=130&articleid=1723&act ion=article. [Último acesso em 28 Jun 2016] 134) Anderson DL, Thompson GW. Inter-relações e diferenças de sexo nas medidas dentárias e esqueléticas. J Dent Res 1973; 52:431-8 135) Neville B, Damm DD, Allen CM, Bouquot J. Oral and Maxillofacial Pathology. 3ª ed. St. Louis: Saunders Elsevier Publications; 2009 136) Uthman AT, Al-Rawi NH, Al-Naaimi AS, Tawfeeq AS, Suhail EH. Avaliação das medições do seio frontal e do crânio utilizando a tomografia computorizada em espiral: Uma ajuda na identificação de pessoas desconhecidas. Forensic Sci Int 2010; 197:124. e1-7. 137) Belaldavar C, Kotrashetti VS, Hallikerimath SR, Kale AD. Assessment of frontal sinus dimensions to determine sexual dimorphism among Indian adults (Avaliação das dimensões do seio frontal para determinar o dimorfismo sexual entre adultos indianos). J Forensic Dent

Sci 2014; 6:25-30

138) Galdames IS, Henríquez IR, Cantin M. Cromatina sexual na polpa dentária. Desempenho do teste de diagnóstico e geração de padrão-ouro. Int J Morphol 2010; 28(4): 1093-6 139) Barr ML, Bertram LF, Lindsay HA. A morfologia do núcleo da célula nervosa, de acordo com o sexo. Anat Rec 1950; 107(3): 283-97 140) Zapico SC, Ubelaker DH. Determinação do sexo a partir da dentina e da polpa num contexto médico-legal. J Am Dent Assoc 2013; 144(12): 1379- 85 141) Whittaker DK, Llewelyn DR, Jones RW. Determinação do sexo a partir de tecido pulpar necrótico. Br Dent J 1975; 139:403-5 142) Caspersson T, Zech L, Johansson C. Análise do conjunto de cromossomas metafásicos humanos com a ajuda de agentes fluorescentes de ligação ao ADN. Exp Cell Res 1970; 62:490-2 143) Seno M, Ishizu H. Identificação do sexo de um dente humano. Int J Forensic Dent 1973; 1:8-11. 27

144) Nayar A, Singh HP, Leekha S. O tecido da polpa na determinação do sexo: Um estudo microscópico fluorescente. J Forensic Dent Sci 2014; 6:77-80 145) Kashyap VK, Sahoo S, Sitalaxmi T, Trivedi R. Deleções no fragmento do gene Amelogenin derivado de Y na população indiana. BMC Medical Genetics 2006; 7:37

146) George R, Sriram G, Saraswathi T, Sivapathasundharam B. Isolamento de células epiteliais de próteses removíveis em acrílico e identificação do género através da amplificação do gene SRY utilizando PCR em tempo real. J Forensic Dent Sci 2010; 2:32-6. 147) Reddy VS, Sriram G, Saraswathi T, Sivapathasundharam B. Isolamento de células epiteliais da escova de dentes e identificação do género por amplificação do gene SRY. J Forensic Dent Sci 2011; 3:27-32. 148) Nakahori Y, Hamano K, Iwaya M, Nakagome Y. Identificação do sexo por reação em cadeia da polimerase utilizando um iniciador homólogo X-Y. Am J Med Genet 1991: 39(4): 472-3 149) Alvarez-Sandoval BA, Manzanilla LR, Montiel R. Determinação do sexo em DNA humano altamente fragmentado por análise de fusão de alta resolução (HRM). PLoS One 2014; 9(8): e104629

150) Michael A, Brauner P. Erroneous gender identification by the amelogenin sex test. J Forensic Sci 2004; 49(2): 258-9 151) Tsuchimochi T, Iwasa M, Maeno Y, Koyama H, Inoue

H, Isobe I, et al. Extração de ADN da polpa dentária à base de resina quelante e determinação do sexo em dentes incinerados com repetições alfaóides do cromossoma Y e repetições curtas em tandem. Am J Forensic Med Pathol 2002; 23:268-71. 152) Hanaoka Y, Minaguchi K. Determinação do sexo a partir de sangue e dentes por amplificação por PCR da família de satélites alpóides. J Forensic Sci 1996; 41:855-8. 153) Sivagami AV, Rao AR, Varshney U. Um método simples e económico para a preparação de ADN a partir de tecido dentário duro e a sua utilização na amplificação por reação em cadeia da polimerase do segmento do gene da amelogenina para a determinação do sexo numa população indiana.
Forensic Sci Int 2000;110:107-15 154) Thomas AJ. Estimativa de idade forense - uma visão geral. Int J Oral Care Res 2018;6(2):
S74-76
155) Shamim T, Varghese V, Shameena PM. Estimativa da idade - uma abordagem dentária. Journal of Punjab Academy of Forensic Medicine and Toxicology 2006; 14-16 156) Pretty IA. The use of dental aging techniques in forensic odontological practice. J Forensic Sci 2003; 48:1127-32 157) Willems G, Moulin-Romsee C, Solheim T. Non-destructive dental-age calculation methods in adults: Intra-and inter-observer effects. Forensic Sci Int 2002; 126:221 158) Duangto Phuwadon, Janhom Apirum, Prasitwattanaseree Sukon, Mahakkanukrauh Pasuk, Iamaroon Anak- Age estimation in Forensic Odontology (Estimativa da idade em odontologia forense). Jornal de Medicina Dentária da Indonésia (2016); 10-23 159) Tinoco RL, Martins EC, Daruge E Jr, Daruge E, Prado FB, Caria PH. Anomalias dentárias e seu valor na identificação humana: um relato de caso. J Forensic Odontostomatol 2010; 28(1): 39-43 160) Olze A, Hertel J, Schulz R, Wierer T, Schmeling A. Avaliação radiográfica dos critérios de Gustafson para fins de diagnóstico de idade forense. Int J Legal 2012; 126(4):
615-21.
161) Zubakov D, Liu F, Kokmeijer I, Choi Y, van Meurs JBJ, van IWFJ et al. (2016) Estimativa da idade humana a partir do sangue utilizando mRNA, metilação do ADN, rearranjo do ADN e comprimento dos telómeros. Forensic Sci Int Genet 24:33-43. https:// doi.org/10.1016/j.fsigen.2016.05.014 162) Takasaki T, Tsuji A, Ikeda N, Ohishi M. Estimativa da idade no ADN da polpa dentária com base no encurtamento dos telómeros humanos. Int J Legal Med, 2003; 117:232-234 163) Maulani C, Auerkari EI. Estimativa da idade utilizando a técnica de metilação do ADN em medicina legal: uma revisão sistemática. Egypt J Forensic Sci (2020); 38-42 164) Rawlani SM, Rawlani SS, Bhowate RR, Chandak RM, Khubchandani M. Características raciais dos dentes humanos. Int J Forensic Odontol 2017; 2:38-42.
165) Bailey, S.E. (2002), A closer look at Neanderthal postcanine dental morphology: A dentição mandibular. Anat. Rec., 269: 148-156 166) Levine S. Forensic odontology - identification by dental means. Aust Dent J. 1977
Dez;22(6):481-7.
167) Rothwell BR. Marcas de mordedura em medicina dentária forense: A review of legal, scientific issues. J Am Dent Assoc 1995; 126:223-32. 168) I.A. Pretty, D. Sweet, The scientific basis for human bitemark analyses - a critical review, Science & Justice, Volume 41, Número 2, 2001, Páginas 85-92 169) Pretty IA. The barriers to achieving an evidence base for bitemark analysis. Forensic Sci Int 2006; 159S:S I I 0-S I 20 170) Ramugade MM. Odontologia forense - um capítulo diferente na odontologia. J Dent Oral Biol. 2017; 2(16): 1098. 171) Pueyo VM, Garrido BR, Sanchez JA. Odontologialegal, Forense. Masson, Barcelona: Int. J. Morphol; 2009. p. 819-25. 172) Caldas IM, Magalhães T, Afonso A.

Estabelecimento da identidade utilizando a queiloscopia e a palatoscopia. Forensic Sci Int 2007; 165:1-9). 173) Lysell L. Plicae palatinae transverse and papilla incisive in man: Um estudo morfológico e genético. Ata Odont Scand 1955;13: 5-137. 174) Thomas CJ, Kotze TJ. The palatal rugae pattern: Uma nova classificação. J Dent Assoc S Afr 1983; 38:153-76 175) Chowdhry A. Um gráfico de rugoscopia integrado de tipo de trabalho simples proposto para análise e registo do padrão de rugas. J Forensic Dent Sci 2016; 8:171-2. 176) Lawrence H. Sistema alimentar. In: Williams P, Dyson M, Dussek JE, Bannister LH, Berry MM, Collins P, editores. Gray's Anatomy, 38th ed. London: ELBS; 1995: 1687- 88.

177) Bork K, Nikolas H, Gunter W. Diseases of the and oral mucosa and the lips (Doenças da mucosa oral e dos lábios). 2 ed.

Philadelphia: W.B. Saunders Co; 1996: 993. 178) Tsuchihashi Y. Estudos sobre a identificação pessoal por meio de impressões labiais. Forensic Sci

1974; 3: 233- 48.

179) Synder LM. Textbook of Homicide Investigation. Identificação de cadáveres.

Springfield: Charles C Thomas; 1950. p. 65 180) Santos M. Queiloscopia: Um meio complementar de identificação estomatológica.

Brasil. International Microform J. Legal Med. 2 (1967) 66 181) Castelló A, Alvarez-Seguí M, Verdú F. Luminous lip-prints as criminal evidence.

Forensic Sci Int 2005;155:185-7. 182) Alvarez Segui M, Miquel Feucht M, Castello Ponce A, Verdu Pascual F. Batons persistentes e suas impressões labiais: novas provas ocultas no local do crime. Forensic Sci Int

2000;112:41-7

183) Ball J. A situação atual das impressões labiais e a sua utilização na identificação. J Forensic Odontostomatol 2002;20:43-6. 184) Vahanwala S, Nayak CD, Pagare SS. Study of lip-prints as aid for sex determination.

Medico - Atualização jurídica. 2005-07-2005-09; Vol. 5, No. 3. 185) Sharma P, Saxena S, Rathod V. Cheiloscopy: O estudo das impressões labiais na identificação do sexo. J Forensic Dent Sci 2009;1:24-7 186) Utsuno H, Kanoh T, Tadokoro O, Inoue K. Preliminary study of post mortem identifcation using lip prints (Estudo preliminar da identificação post mortem utilizando impressões labiais). Forensic Sci Int 2005;149:129-32. 187) Sivapathasundharam B, Prakash PA, Sivakumar G. Impressões labiais (cheiloscopia). Indian J Dent Res 2001;12:234-7

188) Zaidi FN, Meadows P, Jacobowitz O, Davidson TM. Anatomia e fisiologia da língua, a base científica para um novo sistema de neuroestimulação direccionada concebido para o tratamento da apneia obstrutiva do sono. Neuromodulation 2013;16:376-86 189) Diwakar M, Maharshi M. Uma extração e reconhecimento de imagens de impressões linguísticas para o sistema de autenticação biométrica. Int J Comput Appl 2013;61:36-42. 190) Radhika, T et al. "Tongue prints: A novel biometric and potential forensic

ferramenta". Journal of forensic dental sciences vol. 8,3 (2016): 117-119.

191) Rani, Lakshya e Dr. Gheena. "IMPRESSÕES DA LÍNGUA EM ODONTOLOGIA FORENSE - UMA REVISÃO". (2021).

192) Stefanescu, Corina Laura, Marius Florentin Popa, e Lavinia-Simona Candea. "Estudo preliminar sobre a identificação forense baseada na língua". Rom J Leg Med 22

(2014): 263-6.

193) Godbole M, Narang B, Palaskar S et.al. Tongue scanning as a biometric tool: a review article. Int J Health Sci Res. 2020; 10(4):108-114 194) Johnson, Abraham & Gandhi, Dr. &

Joseph, Sandraernest. (2018). Um estudo morfológico da língua e seu papel na odontologia forense. Jornal de Ciências Forenses e Investigação Criminal. 195) Garg, Kriti & Sachdev, Rohan & Singh, Garima & Singh, Pawan & Chauhan, Shiv. (2019). Impressões da língua: An Emerging Biometric Forensic Tool. Indian Journal of Forensic Medicine and Toxicology (Jornal Indiano de Medicina Legal e Toxicologia).
196) Heymann, Harald, Edward J. Swift, Andre V. Ritter e Clifford M.
Sturdevant. Sturdevant's Art and Science of Operative Dentistry (Arte e Ciência de Dentisteria Operativa de Sturdevant). St. Louis, Mo:
Elsevier/Mosby, 2013
197) Bush MA, Miller RG, Prutsman-Pfeiffer J, Bush PJ. Identificação através da análise de fluorescência de raios X de materiais de resina de restauração dentária: um estudo abrangente de
indivíduos não cremados, cremados e cremados processados. J Forensic Sci. 2007 Jan;52(1):157-65.
198) Zondag H, Phillips VM. O potencial de discriminação das restaurações de compósito radio-opaco para identificação: Parte 3. J Forensic Odontostomatol 2009; 27:27-32 199) Hemasathya BA, Balagopal S. Um estudo de restaurações de compósito como uma ferramenta na identificação forense. J Forensic Dent Sci 2013; 5:35-41
200) Pretty IA, Addy LD. Achados dentários associados postmortem como auxílio à identificação pessoal. Sci Justice. 2002 Abr-Jun;42(2):65-74.
201) McClanahan JGH. Odontologia forense: Indicadores dentários para identificação. Dissertação de mestrado, Departamento de Geografia e Antropologia, Universidade de Memphis 2003 202) Zelic, Ksenija & Djonic, Danijela & Neskovic, Olivera & Stoiljkovic, Milovan & Zivkovic, Vladimir & Djuric, Marija. (2013). Questão Forense ou Arqueológica: Is Chemical Analysis of Dental Restorations Helpful in Assessing Time Since Death and Identification of Skeletonized Human Remains? Journal of forensic sciences. 58. 203) Jain AK, Chen H. Matching of dental X-ray images for human identification. Pattern Recogn 2004; 37:1519-32 204) Harvey W. Dental identification and forensic odontology. Londres: Henry Kimpton Publishers; 1976. p. 88e1 205) Buchner A. The identification of human remains. Int Dent J 1985; 35:307-11 206) Phillips VM, Scheepers CF. Comparação entre características de concordância de impressões digitais e dentárias. J Forensic Odontostomatol 1990; 8:17-9 207) Stimson PG. Radiologia em odontologia forense. Dent Radiogr Photogr 1975; 48:51-5 208) Luntz LL, Luntz P.Antemortem records. Handbook for Dental Identification.
Philadelphia: J.B.Lippincott Company; 1973
209) Associação Dentária Americana. Obstáculos ao desenvolvimento de uma norma para resinas compostas posteriores. Conselho de Materiais, Instrumentos e Equipamentos Dentários. J Am Dent Assoc 1989; 118:649-51. 210) Espelid I, Tveit AB, Erickson RL, Keck SC, Glasspoole EA. Radiopacidade das restaurações e deteção de cáries secundárias. Dent Mater 1991; 7:114-7. 211) Keiser-Nielsen S. Dental identification: Certeza V probabilidade. Forensic Sci 1977;
9:87-97
212) Phillips VM. A singularidade das restaurações de amálgama para identificação. J Forensic Odontostomatol 1983;1:33-8. 213) Borrman H, Gröndahl HG. Precisão no estabelecimento da identidade por meio de radiografias intra-orais. J Forensic Odontostomatol 1990;8:31-6. 214) Phillips VM, Stuhlinger M. O potencial de discriminação das restaurações

de amálgama para identificação: Parte 1. J Forensic Odontostomatol 2009;27:17-22. 215) CruvinelDR, Garcia LF, Casemiro LA, Pardini LC, Pires-deSo uza FC. Avaliação da radiopacidade e microdureza de compósitos submetidos ao envelhecimento artificial. Mater Res
2007;10:325-9.
216) Dukic W, Delija B, Derossi D, Dadic I. Radiopacidade de materiais dentários compósitos utilizando um sistema de raios X digital. Dent Mater J 2012;31:47-53. 217) Bush MA, Bush PJ, Miller RG. Deteção e classificação de resinas compostas em dentes incinerados para fins forenses. J Forensic Sci 2006;51(3):636-42. 218) Estado do Minnesota v. Donald Blom, 682 N.W. 2d 578 219) Brandao RB, Martin CCS, Catirse ABCEB, de Castro e Silva Marcio, Evison MP, Guimaraes MA. Alterações induzidas pelo calor em compósitos de resina dentária: uma referência em investigações forenses? J Forensic Sci 2007;52(4):913e9
220) Rossouw RJ, Grobler SR, Phillips VM, van W Kotze TJ. Os efeitos de temperaturas extremas em restaurações de compósito, compómero e ionómero. J Forensic Odontostomatol 1999; 17:1e4
221) Merlati G, Danesino P, Savio C, Fassina G, Osculati A, Menghini P. Observações sobre próteses e restaurações dentárias sujeitas a altas temperaturas: estudos experimentais para auxiliar os processos de identificação. J Forensic Odontostomatol 2002; 20:17e24. 222) Pol, Chetan A, e Suchitra R Gosavi. "Análise microscópica eletrónica de varrimento de dentes incinerados: An aid to forensic identification" [Uma ajuda à identificação forense]. Journal of oral and maxillofacial pathology: JOMFP vol. 18,1 (2014): 32-5 223) Fairgrieve SI. Análise SEM de dentes incinerados como auxílio à identificação positiva. J Forensic Sci 1994;39(2):557e65. 224) Savio C, Merlati G, Danesino P, Fassina G, Menghini P. Avaliação radiográfica de dentes submetidos a altas temperaturas: estudo experimental para auxiliar os processos de identificação.
Forensic Sci Int 2006; 158:108e16.
225) Rattle CN, Bush MA. Fluorescência e degradação estrutural em resinas compostas em função da temperatura. J Forensic Sci. 2009 Mar;54(2):433-8.
226) Titsas A, Keser JA. Identificação odontológica em dois acidentes de alto impacto e alta temperatura. J Forensic Odontostomatol 1999; 17:44e6 227) Dostalova T, Eliasova H, Seydlova M, Broucek J, Vavrickova L. A aplicação do CamScan 2 em medicina dentária forense. J Forensic Leg Med 2012;19(7):373e80. 228) Pretty IA, Smith PW, Edgar WM, Higham SM. A utilização da fluorescência quantitativa induzida por luz (QLF) para identificar restaurações de compósito em exames forenses. J Forensic
Sci 2002;47(4):831
229) Sakuma, A et al. "Visualização tridimensional de obturações compostas para identificação dentária utilizando imagens de TC." Dento maxillo facial radiology vol. 41,6 (2012): 515-9. doi:10.1259/dmfr/13441277 230) Karlsson L. Caries detection methods based on changes in optical properties between healthy and carious tissue. Int J Dent 2010; 2010:270729
231) Kiran R, Chapman J, Tennant M, Forrest A, Walsh LJ. Deteção de materiais de restauração da cor dos dentes para fins forenses com base nas suas propriedades ópticas: Um estudo comparativo in vitro. J Forensic Sci. 2019 Jan;64(1):254-259.
232) Hermanson AS, Bukowski RM, Bush MA, Bush PJ. Iluminação ultravioleta como auxiliar na inspeção dentária. Actas da Academia Americana de Ciências Forenses, 19-24 de fevereiro de 2007; San Antonio, TX. Colorado Springs, CO: Academia Americana de

Ciências Forenses, 2007. 233) Meller C, Klein C (2012) Propriedades de fluorescência de materiais de restauração de resina composta comerciais em medicina dentária. Dent Mater J 31:91

234) Benthaus S, DuChesne A, Brinkmann B. A new technique for the postmortem detection of tooth-coloured dental restorations. Int J Legal Med. 1998;111(3):157-9.

235) K.E. Creer, Some applications of an argon ion laser in forensic science, Forensic Sci. Int. 20 (1982) 179- 190

236) Carson DO, Orihara Y, Sorbie JL, Pounder DJ. Deteção de materiais dentários de restauração brancos utilizando uma fonte de luz alternativa. Forensic Sci Int. 1997 Aug 4;88(2):163-8.

237) Stimpson PG (1985) citado em Clark DH, Ruddick RF (1985) Post mortem detection of tooth-coloured dental restorations by ultra violet radiation. Ata Med Leg Soc (Liege) 35:278-284

238) Midda M (1969) Uma solução reveladora para obturação sintética. Br Dent J 128:519-520

239) Guzy G, Clayton MA. Deteção de restaurações de resina composta utilizando uma lanterna de díodo emissor de luz ultravioleta durante a identificação dentária forense. Am J Forensic Med Pathol. 2013 Jun;34(2):86-9

240) Prinz JF. Um estetoscópio modificado para auxiliar na identificação de restaurações da cor dos dentes. Direito Médico-Científico. 1994 Jan;34(1):51-3. 241) Reesu GV, Augustine J, Urs AB. Forensic considerations when dealing with incinerated human dental remains. J Forensic Leg Med. 2015 Jan;29:13-7

242) Bush MA, Miller RG, Prutsman-Pfeiffer J, Bush PJ. Identificação através da análise XRF de materiais de resina de restauração dentária: um estudo abrangente de indivíduos não cremados, cremados e cremados processados. J Forensic Sci 2007;52(1):157-65

243) Bush MA, Miller RG, Norrlander AL, Bush PJ. Pesquisa analítica de resinas de restauração por SEM/EDS e XRF: bases de dados para fins forenses. J Forensic Sci. 2008 Mar;53(2):419-25

244) Glossário de termos endodônticos, Décima edição, Chicago, Ill.: American Association of
Endodontistas, 2003

245) Ahmed, Hany. (2016). Endodontia e identificação pessoal forense: Uma atualização. Jornal Europeu de Medicina Dentária Geral e Familiar. 6. 10.4103/2278-9626.198593 246) Susmitha, Yalla R. S. et al. "Knowledge and Awareness of Role of Endodontics in Forensic Odontology- A Questionnaire Based Survey among Postgraduate
Estudantes". Jornal de Evolução das Ciências Médicas e Odontológicas 9 (2020): 262-265.

247) Muller M, Berytrand MF, Quatrehomme G, Bolla M, Rocca JP. Aspectos macroscópicos e microscópicos dos dentes incinerados. J Forensic Odontostomatol 1998;16:1-7 248) Brogdon B, editor. Forensic radiology. New York: CRC Press, 1998

249) Bonavilla JD, Bush MA, Bush PJ, Pantera EA. Identificação de materiais de obturação de canais radiculares incinerados após exposição a incineração a alta temperatura. J Forensic Sci 2008;53:412-8. 250) Forrest, A. S., & Wu, H. Y. (2010). Endodontic imaging as an aid to forensic personal identification. Australian endodontic journal: the journal of the Australian Society of Endodontology Inc, 36(2), 87-94. doi.org/10.1111/j.1747-4477.2010.00242 251) Bansode PV, Pathal SD, Wavdhane MB, et al. Application of endodontic imaging modalities in forensic personal identification: a review. IOSR Journal of Dental and Medical Sciences

(IOSR-JDMS) 2018;17(4):45-8. 252) Weisman MI. Endodontia - uma chave para a identificação em odontologia forense: relato de um caso. Aust Endod J. 1996;22(3):9-12. 253) Khalid K, Yousif S, Satti A. Potencial de discriminação do dente tratado com canal radicular em medicina dentária forense. J Forensic Odontostomatol. 2016 Jul 1;34(1):19-26. 254) Silva, Rhonan Ferreira et al. "Identificação de vítimas de homicídio com radiografias endodônticas". Journal of forensic dental sciences vol. 8,3 (2016): 167-170. 255) Silva, Rhonan Ferreira et al. "Identificação dentária através de registos radiográficos endodônticos: Um relato de caso". Ata stomatologica Croatica vol. 48,2 (2014): 147-50. 256) Jasper E. Adaptação e tolerância tecidual das obturações de prata dos canais radiculares. J Dental Res 1933;20:355-60.

257) Walia HM, Brantley WA, Gerstein H. Uma investigação inicial das propriedades de flexão e torção das limas de Nitinol para canais radiculares. J Endod 1988;14:346-51. 258) Rubinstein RA, Kim S. Acompanhamento a longo prazo de casos considerados cicatrizados um ano após microcirurgia apical. J Endod 2002;28:378-83. 259) Thomson TS, Berry JE, Somerman MJ, Kirkwood KL. Os cementoblastos mantêm a expressão de osteocalcina na presença de agregado de trióxido mineral. J Endod 2003;29:407-12. 24.

260) Asgary S, Parirokh M, Eghbal MJ, Brink F. Diferenças químicas entre o agregado de trióxido mineral branco e cinzento. J Endod 2005;31:101-3. 261) Jethi N, Arora KS. Endodontia forense e programas de identidade nacional na Índia.

Indian J Dent Res 2020;31:662-5 262) Sumalatha S, Padmaja S, Thumati P. Every contact leaves its trace - insight into recent advances of forensic odontology. J Cancer Treat Res 2015;3(1):1-7.

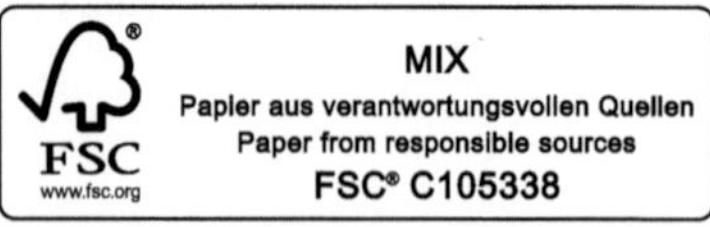

Printed by Books on Demand GmbH, Norderstedt / Germany